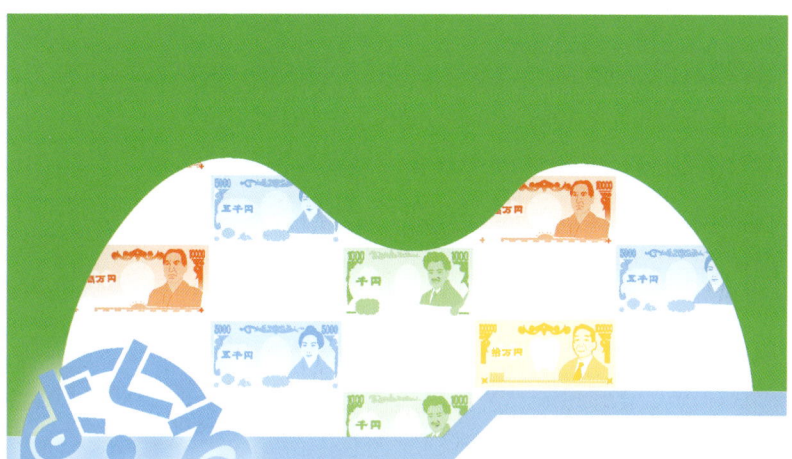

シリーズ＠よく・わかる

歯科医院を生かす お金のやりくり

宮原秀三郎・著
（DBMコンサルティング）

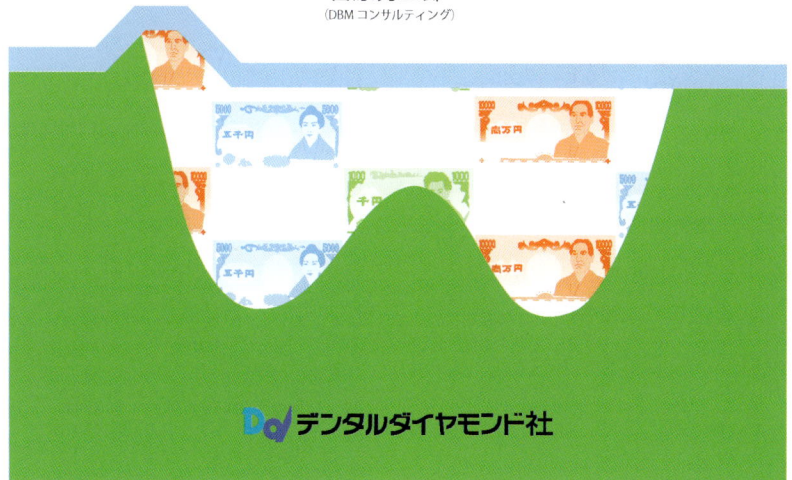

デンタルダイヤモンド社

はじめに

　前回「歯科医院を生かすお金のしくみ」という表題での執筆依頼を受けたとき、正直なところをいえば、一瞬のためらいが生じた。いま行っている仕事の内容といささか懸け離れたテーマだったからだ。

　私が19年勤めた前の勤務先が、歯科医院向けのファイナンスを主たる業務にしていたためであろうか、お金を中心とした歯科医院経営論を期待されたのかもしれない。

　しかし、独立して14年が経とうとしている現在の仕事は、直接お金にかかわるものではない。もちろん、お金を稼ぎ、お金を効果的に使うことで歯科医院としての仕事の質を高め、さらに収益力を高めるためにどうするか、といったことについて日々考え取り組んできてはいる。

　そういう意味においてはお金と無縁の仕事というわけではないが、少なくとも資金運用や、節税といった財務に関するコンサルテーションを仕事にしているわけではないし、かつてのように市場調査を行ったり事業計画書を作成したりもしていない。

　したがって、前回はそのような断りを入れたうえで、歯科医院経営の基本中の基本になる部分と、つい堕ちこんでしまいがちになる落とし穴の存在、そしてそこにはまらないようにするためには、どこに注意をして、何をし、何をしてはならないのか、といったことについて書いた。

　それは、うまくいった歯科医院の考え方とやり方、うまくいかず苦労した歯科医院の考え方とやり方、ファイナンス会社での19年、独立してからの14年の経験の中で固めた考え方に基づいたものであり、その論拠はほとんど学問的ではなく、実体験に基づいた自分自身の強い確信でしかなかった。

　ところが、ありがたいことに、そんな無手勝流の独断的経営論を面

白いといっていただく方もそれなりにいてくれたようで、好意的な感想や励ましのお言葉やメールなどをいただいた。

なかには、スタッフ全員に配布したいからと10冊も買っていただいた方や、分院長全員に配りたいからと言って、また、いずれ開業する後輩に配りたいからと、数冊まとめて買っていただいた方も何人かいた。

ホッと胸をなでおろしているところへ、再びデンタルダイヤモンド社の後藤由紀さんから第2作目の依頼をいただいた。何とテーマは「歯科医院を生かすお金のやりくり」だという。

再びお金である。確かに私はお金のやりくりについては苦労のしっ放しで、やりくりのベテランではある。しかし、続けて歯科医院とお金のことについて書くとなると、さすがに天を仰ぐしかない。

しかし、請われて第2作目をシリーズのようにして書かせてもらえる光栄をお断りする手はない。

今回も、お金のやりくりに絡みはするものの、歯科医院経営の実態論を独自に展開することにした。さらにその内容に実体的な裏付けを加味する意味で、組織活性コンサルタントとして活躍する弊社の向玲子の体験談をコラム的に挿入した。独断的な内容がいささか緩和されるとともに、論旨に厚みを増すことができたように思う。

そのようにして書き連ねた「歯科医院を生かすお金のやりくり」である。「お金のプロ」たちの目から見れば首を傾げてしまうような考え方が数多く出てくるとは思うが、それが歯科医療人として、正しい考え方であり、美しいやり方であるならば、金融のセオリーには仮にマッチしなかったとしても、魅力溢れる歯科医院を目指す歯科医師の方々にひとつの方向性を与えられるものと信じたい。

           2013年8月　宮原秀三郎

CONTENTS

はじめに　2
序論 歯科医師とお金　7

第1章　医業収入のやりくり

歯科医業と経営感覚　15
- 歯科医院における顧客　16
- 「患者様」は一考の余地あり　18
- 歯科医院における顧客の分類(1)　19
- 向 玲子の現場目線　患者を育成する歯科医療の真価　22
- 歯科医院における顧客の分類(2)　24
- 歯科医院における顧客の分類(3)　26
- 歯科医院における顧客の分類(4)　29
- 顧客のやりくりの真髄　31

お金のやりくりの具体策　33
- 新規開業時の営業見通しと資金投下　34
- 収入見通し方程式とは　36
- 来患予測数値の出し方　37
- 年間の診療収入予測の導き方　39
- これからの歯科医院の収入のやりくり　41
- 平均的な開業から成長路線への歩き方　43
- 正しい自由診療を正しいやり方で伸ばす　47
- 自由診療の伸ばし方　49
- 収入の安定化へ向けて 患者の育成と顧客の創造(1)　52
- 収入の安定化へ向けて 患者の育成と顧客の創造(2)　53
- ケーススタディ①　資金ショートをどのように回避するか　54

第2章　ヒトのやりくり

エクセレント・クリニックを目指して　61
- エクセレント・クリニックの評価基準　63
- エクセレント・クリニック構成者の資質　65

向 玲子の現場目線　重要な資質「聴くスキル」	66
エクセレント・クリニック構成者の意欲	68

ヒトのやりくりの具体策　70

給与規定を明確化しオープンにする	71
退職金規程を明確化しオープンにする	73
出張旅費規程と慶弔見舞金規程	75
各職種のやりくり	76
勤務歯科医師に求めること	78
向 玲子の現場目線　ある勤務医、感動の責任感	80
歯科衛生士に求めること	82
歯科助手に求めること	84
歯科医院の相談・渉外担当係に求めること	87
整理清掃係に求めること	91
向 玲子の現場目線　医院の誇り、町の誇り	92
歯科医院の受付に求めること	94
院内の歯科技工士に求めること	97
退役したかつての名医に求めること	99
向 玲子の現場目線　がんと闘いながら「相談役」を全うした名医	100
ケーススタディ②　個人的な努力による収益貢献とは	102

第3章　モノとシステムのやりくり

歯科医院のモノとシステム　107

コーディネーターとカウンセリング・ルーム	108
コンシェルジュとコンシェルジュ・デスク	111
キッズ・コーナー	114
事業所内保育施設	115
適正な診療時間システム	116
適正な通院間隔システム	117
完全予約システム	118
歯科医院の急患	122

急患対応システム	125
予約制の堅持と経済性	128

歯科医院の「販売力」の強化　　130

まず良識と教養を感じさせる言葉遣いに	138
向 玲子の現場目線　正しい言葉遣い"大丈夫ですか？"	140

スタッフ教育システムのあり方　　142

教養教育を院内に定着させる	143
よい教育を受けた素晴らしい女性	144
向 玲子の現場目線　院内連携のよさは安心感と信頼感に	145
これからのスタッフ教育の真髄	148

これからの女性スタッフの働き方　　149

「ヒューマン・キャピタル・マネジメント」	149
向 玲子の現場目線　ママさんスタッフにエール	151
ワークライフバランスを導入する	154
歯科医院でのワークライフバランスの実践	155
緊急時の人員補充	157
ケーススタディ③　お金のやりくりの真髄は「信頼」にあり	158

あとがき　　160

序論

歯科医師とお金

「先生」という聖域

　元来、わが国において「先生」と呼ばれる職業は、職業であって職業でない、いささか神聖視された貴い地位が与えられていたので、「先生」が生活に困ってお金のやりくりを考えなければならないような事態にしてはならないという社会的合意が形成されてきた。

　教師しかり、医師・歯科医師しかり、教会の牧師しかりである。彼らはただひたすら己が責務を果たすことだけに専念すべきであり、俗世の貨幣経済の枠外に存在するとされてきた。いや存在しなければならないとされてきた。

　自らの職務の遂行は、利の有る無しにかかわらず、ただ必要とされる限り無償の行為として提供されるべきものであると思われ、あるいは規定さえされてきた。まさに「医は仁術にして算術に非ず」の言葉どおりの精神風土が、日本社会には厳として存在していたのである。

　その源流を辿れば儒教的教えに行き着く。かつての武家社会において確立され、長い年月を通して末端の庶民にまで浸透していったある種の精神主義が、現代人の心の中にも潜み、生き方の根幹を成しているかに思える。「武士は食わねど高楊枝」をよしとする、"清貧"を尊ぶ精神だ。

　そのような伝統的な精神風土のなかでは、とくに医師・歯科医師はその生き様に一層の清廉性を問われることになる。つまり医療サービスの提供は無償ではないものの、損得勘定での判断によって提供の可否が論ぜられるものではないという見方である。

　富める者・貧しい者を問わず、国民すべてに平等な健康保険制度は、このような精神風土の国にはまさに打って付けのシステムといえる。もちろん健康保険制度の本来的意義は、罹患した人間を救うためのものではあるが、この制度が心地よく社会に溶け込み、半世紀以上大きく変形することなく維持されてきた背景には、「"高貴なる職業"に就

く者に金額交渉させてはならない」という思想があったという点も見逃すことはできず、その側面で捉えてみれば、単に患者のためばかりではなく、医師・歯科医師のためのものでもあったといえるだろう。

なぜ「お金のやりくり」に困るか

　しかし、そうはいってもエリアごとに利用可能な医療機関が指定されているわけではなく、患者は好みの医療機関を選んで通院することができる。その結果、腕のおぼつかない医院、態度の横柄な医院、清潔感に欠ける医院、優しさや誠実さに乏しい医院へは次第に患者の足が遠のき、医院経営に支障をきたすようになる。そうなるとお金の心配を余儀なくされ、やりくりを考えることになる。

　他方、評判のよい医院は一層はやるようになり、医療収入はますます増大傾向を辿るようになる。その結果、お金の心配は要らなくなるのだが、そのような医院ほど生活は派手になり金遣いも荒くなる。

　さらに順調な経営振りに目を付け、それを利用しようとする輩が周りにとりつき始める。大方が投機筋の怪しげな話であるが、なかには事業拡大や他事業への進出などといったものもあり、羽振りのよい歯科医師の多くがそれらに手を出すようになる。

　その結果、本業で成功した歯科医師はなまじ小金を蓄えたばかりに、本業以外での出費が嵩み、お金が回らなくなるといったことが起き、やはりお金のやりくりを考えるようになる。

　いずれの場合も、歯科医師にお金を稼ぐことの大変さや尊さ、使う上での慎重さや厳格さを教えまいとしてきたわが国の精神風土に基本的な問題が横たわっているように思えてならない。

お金のやりくりとは無縁な歯科医師を支えた制度

　そのような精神にぴったり寄り添うようにしてでき上がった制度が健康保険制度と医師優遇税制である。この2つの制度ができたことで歯科医師はますますお金に対する緊張感を欠くこととなる。

顧客が代金の大半を払わなくてもよいというのは顧客にとっても嬉しいことではあるが、ディズニーランドの1日パスポートを7割引きで購入できることとは趣が異なり、医療サービスそのものを喜んで購入するような人間はいない。
　そう考えるともちろん顧客にとってありがたいことではあるが、そのありがたさは顧客サイドに積極的な意味合いが欠ける分、むしろ"売り手"側である歯科医師のほうにより多く属するのではないだろうか。

　考えてみれば、扱う"商品"は高度で難しいものではあるが、ビジネススタイルとしてはこれほど楽なものはない。
　「このような仕様のものを、このようなやり方で、これくらいの日数と費用をかけて行おうと思いますが、それでよろしいでしょうか？」
　多くの場合、詳細な説明も見積りの提示も、それに対する同意もとらず"おまかせ"で仕事を受ける。そして請求書を行政機関に送れば3ヵ月以内にはきちんと口座に振り込んでくれる。支払い遅延に対する督促も、不払いの取り立てといった世間並の苦労を背負い込むこともない。
　例えとしてはいささか穏当性を欠くかもしれないが、社用族が使う接待用寿司店みたいなものだ。飲み食いしている本人の懐は痛まず、会社が払ってくれる。多少水増ししていても文句は出ない。唯一異なる点は、接待用寿司店で出されるような高品質高価格の"商品"ではないという点だけだ。
　このように値決め交渉をすることもなく、客の懐も痛まず、完璧に代金回収のできる仕組みのなかで仕事をしていると、お金に対するシビアな感覚が育ちにくくなるのもやむを得ないところだ。

これからの時代の歯科医院・歯科医師とは
　しかし、これからの時代に求められるのは質の高い治療だ。すべての国民が求めるとはいえないが、その比率は今日のそれを大きく上

回っていくことは間違いない。

　景気回復の遅れや経済の停滞があれば、治療に質の高さを求めるのは時代に逆行するとの見方があるが、それは当たらない。健康に直結するサービスに関していえば、品質の高さを求める傾向はますます盛んになることはあっても衰えることはなく、経済的問題は医療に対する品質削減ではなく他の消費行動の抑制へと向かうと考えられるからである。

　そのような時代変化を素直に捉えれば、歯科医療の進む道は自ずと自由診療への比重を高くせざるを得ないことが見えてくる。しかし、これをより多くの利益を生み出すための方途であると理解すると大きな間違いとなる。より良質な歯科医療サービスに対するニーズへの対応であって、それに応える技術上の問題が第一義である。

　もし、より多くの利益を生み出そうとするならば、保険診療のウエートをグッと高め、詳しい説明も値段交渉もなく、患者の回転率を上げるようなやり方が当面はもっとも近道となるだろう。

　しかし、そのやり方はすでに過去のものになりつつある。今後生起される健康保険制度の設計変更を考慮すれば、過去の夢物語はそう永きにわたって持続することはないと断言できるのではないか。

　これからの歯科医院経営は、保険制度に頼らず、顧客の身になって本当に投資しがいのある歯科医療サービスの開発に力を注ぎ、より良質なサービスの提供を考えなければ、お金のやりくりに苦労せざるを得ないであろう。

　そこで本書では、歯科医院がこれからの日本の社会で負うべき使命は何かという点に着目し、その使命を全うすることで社会から正当な評価が与えられ、歯科医院がお金のやりくりの心配をしなくてもすむような経済的安定成長を遂げる方向について考えていくこととした。

　それは、歯科医師を再び"儲かる職業"へと誘導したり、金銭に無頓着でもお金の心配をせずにすむ"高貴なる職業"へと引き戻したりしよ

うとするものではない。

　超高齢社会の到来に向けて医療各科での取り組みが活発化しているが、歯科は、高齢者医療での存在感がこれまでになくクローズアップされており、口腔ケアに対する評価は漸次高まりつつある。

　超高齢社会を健康で希望に満ちたものにするうえで歯科が大きな使命を帯びるようになったいま、歯科治療そのものを持続性のある質の高さを誇るものにしなくてはならないし、その治療の質を補完し、顧客が真の健康を勝ち得、健康寿命を延ばそうとの意思決定をなし得るように歯科医療サービスの品質を高めなくてはならないのである。

医院経営を支える3つの「やりくり」

　歯科医業は薄利多売であってはならない。歯科医業は高額治療の押し売りであってはならない。歯科医業は高貴なる職業の上にあぐらをかいていてはならない。当たり前の正義感と、健全な金銭感覚をもって国民全体に希望を届け、正当な対価を享受し、スタッフにそれを正当に分配し、さらに歯科医療サービスの向上に再投資していく、そういう「医業収入のやりくり」「ヒトのやりくり」「モノとシステムのやりくり」が大変に重要となってくる。これからの日本の社会で歯科医院が経済的安定成長を遂げることができるか否かは、ひとえにこの3つのやりくりの巧拙にかかっているのである。

　とは言うものの「お金のやりくり」と銘打った以上、標題に直結する内容に関して触れないことはいかにも不義である。通読すればすべてが「お金のやりくり」に行き着くことをご理解いただけるとは思うが、各章の末尾に資金上のコンサルテーション事例を掲載した。少しでもご参考になれば幸いである。

第1章

医業収入のやりくり

お金のやりくりについて書くとなると、資金繰りの話になるのだろうか。資金繰りとは、収支尻は合っていても、入出金の時間差から生ずる一時的な資金ショートを防ぐためのお金の算段。つまり資金調達の段取りということになる。

　そうすると、お金のやりくりとは、資金ショートを引き起こさないために、いかにお金を計画的に使っていくのかという話になりそうだが、そうであれば、几帳面で締まり屋の経理担当者を配することで、ある程度の予防は行うことができる。

　しかし、資金ショートを回避するためのお金のやりくりとは、お金のムダ・ムリ・ムラをなくすというだけの話ではない。

　資金ショートとは、入るべきお金が何らかの要因で遅れたり、予期せぬ思わぬ出費が嵩んだために引き起こされる話であるのなら、その背後には必ず営業上の問題や人事上の問題、設備投資上の問題が潜んでいる。そうしてみると、お金のやりくりとは、ヒト、モノ、システムに絡んだ経営力総体の話であることが見えてくる。

　つまりお金のやりくりとは、医業収入のやりくり、ヒト、モノ、システムのやりくりに他ならない。お金のやりくりだからといって、これをお金の面だけで捉えようとすれば、正鵠を得た話にはなり得ない。

　したがって、本書においては、

　1．医業収入のやりくり
　2．ヒトのやりくり
　3．モノとシステムのやりくり

　の3つの区分に分けたそれぞれの「やりくり」について論ずることとした。第1章では、まず「医業収入のやりくり」について考えてみたい。

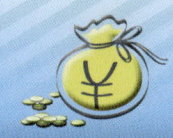

歯科医業と経営感覚

歯科医院には「営業」という感覚はない。感覚がないので言葉もない。言葉がないと行動も起きないので、歯科医院には営業活動を専門に行う「営業部門」が存在しない。

一般的に営業活動とは、「新規顧客の開拓」と「契約の獲得」を指す。自動車販売でいえば、新車販売の広告を打ち、ショールームにやってきた顧客をフォローし契約にこぎ着け、さらに知人の紹介獲得にあたる。そのような一連の動きだ。

歯科医院の場合、いまでもそうだが、基本的には診療科目と場所と時間の告知以外の広告宣伝は禁じられてきたので、「新規顧客の開拓」とは、たまたま評判を聞きつけて来院してくれた患者や、紹介による患者を増やすために行うHPの充実と、通院患者への「紹介依頼」の働きかけにほぼ限定されている。それも特別な行為ではなく、誠実に治療にあたり確実に治るという実績によって自然と紹介が広がることがほとんどで、営業活動が必要とされたことはなかったし、いまもない。

「契約の獲得」については、車のショールームと異なり、来院した人はほぼすべて治療を受けるので、契約に至るかどうかのやり取りは存在しないため、こちらもことさらの営業活動は必要としない。

ただ、歯科の場合は治療法のオプションがあるので、どの治療法を患者に選択させるか、医院側が行いたいと思っている治療法を選択させることができるかどうかに唯一「営業活動」が存在する。

そのときに重要なことは、**一通り可能な方法を提示して選ばせるという"カタログ販売"をしないことだ**。その人に合った持続性の高い手法を推す、という行為がなければ、医療機関としての役割を果たしているとはいえないからだ。

> point!
>
> 歯科医院における「営業」は治療法のオプション決定時。最善最適で持続性のある方法を推さなければならない

15

歯科医院における顧客

　営業活動の相手は通常「顧客」と呼ばれる。では「歯科医院の顧客はだれか？」と問われれば、多くの歯科医師は決まり切ったことを聞くなと言わんばかりに「患者」という間違った答えを口にする。と言ってしまうと、それは明らかにいいすぎで、それこそ間違いとなる。

　歯科医院の顧客の中に患者がいることは、間違いではなくまさしく事実である。しかし「顧客」＝「患者」と定義してよいかと問われれば、それは間違いであるといわざるを得ない。患者は歯科医院における顧客の一部に過ぎないからである。

　20年も前に遡れば、「顧客」＝「患者」は、正しい定義付けであったかもしれない。しかし「予防」という考え方が導入され、患部が治癒したのちも再び後戻りしないように定期通院する人がここ近年多くなってきた。

　それらの通院者は、もはや口腔内には患部をもたない"元患者"である。にもかかわらず歯科医院側は相も変わらず「患者」と呼ぶ。なぜであろうかと、以前から訝しく思っていた。

　おそらく医療者は、自らを上の位置に置いておきたいという感覚を伝統的に持ち続け、いまでももっているからではないかと思う。あるいは主語は「医療者」ではなく、「日本の社会風土」といったほうが正確かもしれない。すなわち医療者を上位に置くという共通感覚がわが国には伝統的に存在していた。

　それゆえ医療者が対峙する相手である患者に対して抱く感覚は、「治してあげる」「診てあげる」と上位であり続けた。昨今のはやりのように、これを謙譲表現に変えたとしても「直してさしあげる」「診てさしあげる」と、依然偉そうな感覚は拭えない。

　「医は仁術なり」も嚙み砕いて解釈すると上から目線に思える。つまり治してさしあげる相手は患者であり、診てさしあげる相手も患者であり、仁術を施す相手もまた患者であって、患部の有無にかかわりなく医療機関の受診者はすべからく「患者」なのである。

　すなわち、全幅の信頼を受ける者が医療者であるならば、その信頼

を寄せるのは患者であり、そこにはお金のやり取りがあったとしてもお金の価値以上の高い何かを医療者は有し、その医療者に対峙する相手は患者でしかあり得ないのである。

年に一度会社や自治体が行ってくれる「健康診断」において「患者」と呼ばれたことがあるだろうか？　健診中は揃いの寝巻のようなものを着せられ、たいがい番号札を胸に付けさせられ、番号で呼ばれることが多いが、その時に「35番の患者さん」と言われたら不愉快に感じるに違いない。患者ではないからだ。

本来、歯科医院に定期健診でやってきた人は、これと同じ感覚でいる。やっと頑張って患者ではなくなったにもかかわらず、再び「患者」呼ばわりされるのは愉快なことではない。それは仮に、「患者様」と様付けで言われたとしても同じである。

歯科医院の待合室の貼り紙に「定期健診にお越しの患者様」「メインテナンスの患者様」とうるさく書かれるとげんなりしてしまうのだ。

「私はもう患者ではない！」そう叫びたくなる。そんな患者心理を斟酌(しんしゃく)することなく、患者本位の姿勢を「患者様」で表そうとするのは独り善がりが過ぎるというものだろう。**患者は1日も早く患者という立場から脱したいという願いをもって通院しているのだ。**そこをわかってあげてほしい。医療機関からは内部用語を除いて「患者」という表現を取り除くことをお勧めしたい。

> **Point!**
> 歯科医院の通院顧客は患部のある「患者」と完治して患部のない「元患者」に分かれる。少なくとも定期健診で通院中の顧客に「患者」呼ばわりはNG

「患者様」は一考の余地あり

　患部があり治療で通院中の「患者」、定期健診で通院中の「メインテナンス顧客」という基本的な分類を、歯科医院では行うことができるが、どちらも顧客であることに変わりはない。

　まして「患者」という言葉は医療機関における業務用語である。「医療者」に対する「患者」であり、第三者的呼称として専ら内部で使用されたり、医学書において使われたりする言葉だ。金融機関における融資先の顧客のことを内部用語や業務文書中で「債務者」と称するのと同じで、「債権者」に対する「債務者」なのである。

　したがって二人称に「患者」を使用することには本来違和感がある。金融機関において「債務者様」などと融資先の顧客を呼んでいるシーンに出くわしたことはないが、歯科医院では一種の流はやりのように「患者様」が氾濫していて、院内ミーティングなどでも「患者様」が耳に付く。

　通院している「患者」は1日も早く「患者」から脱したいと思っている。**できれば「患者」という表記、表現を一掃することを勧めたい。**例えば、よく見掛ける①のような表現はくどいほど「患者様」が登場するが、②のようにスッキリした文章に変えることができる。

> ①当院では患者様のご都合にできる限り沿えるよう予約をお取りしていますが、患者様が遅刻や当日の予約変更、あるいは無断でのキャンセルをなさいますと、他の患者様に多大なご迷惑がかかるだけでなく、患者様ご本人の健康にもマイナスの影響を与えることになってしまいます。……

> ②当院では受診いただく方のご都合にできる限り沿えるよう予約をお取りしていますが、遅刻や当日の予約変更、あるいは無断でのキャンセルをなさいますと、他の方々に多大なご迷惑がかかるだけでなく、ご本人の健康にもマイナスの影響を与えることになってしまいます。……

歯科医院における顧客の分類（1）

　歯科医院の顧客を「患者」と「メインテナンス顧客」に分けたが、さらに患者を進行度合いに応じて3段階に分類することができる（下図）。

◎初診患者：本日が初来院、いわゆる新規顧客
（再初診患者）：以前通院していたが一旦終了（中断）して再来院
　　　　　　　　いわゆるリピーター顧客で、保険請求上の形式的再初
　　　　　　　　診は含まない
◎再診患者：完治に向けて通院中
◎完治患者：完治に至った患者

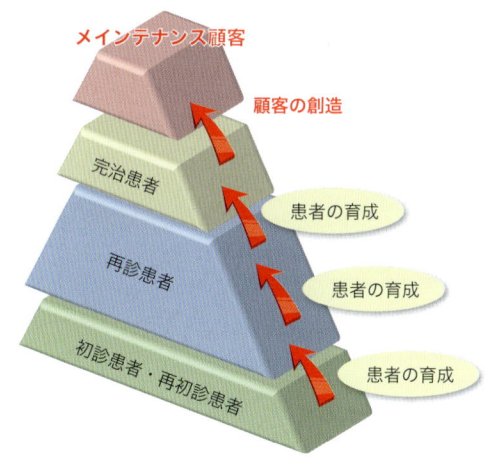

　医業収入のやりくりとは結局、顧客のやりくりでもある。来院者をただ黙って待つ以外、許容される方法で目立って効果的な顧客増大のための手法がないのであれば、せっかくやって来てくれた初診患者と再初診患者を大切にすることが重要だ。

　つまり、途中で脱落させることなく、完治に至るまで気持ちよく前向きに通院させ続けることだ。これには、患者の考え方を前向きに変え意欲的にさせることが不可欠だが、放っておいたのではそうはなら

ない。痛みが消えた段階で中断したり、素人判断で治ったと思い、来院しなくなったりする。

このように初診・再初診患者を中断させずに完治に至るまで通院させることを「患者の育成」という。重要な顧客維持活動といえる。

そしてさらに、完治まで頑張った患者を、今度は定期健診に通うメインテナンス顧客に変えることが、いまは求められているし、歯科医院の大切な役割の1つとなっている。この完治患者をメインテナンス顧客へと変える活動を「顧客の創造」という。

歯科医院が行うべきもっとも基本的な営業活動は、まさにこの「患者の育成」と「顧客の創造」である。

そのなかで、再初診患者についてはとくに注目をしたい。再初診患者はこの項のはじめにも書いたが、いわばリピート顧客である。ただ、残念ながら「患者の育成」と「顧客の創造」という営業活動の成果が現れず中断していたか、完治した後にメインテナンス顧客へとランクアップしなかったか、いずれかの状態で遠のいていた元患者である。それが他の医院へは行かず再び自医院へ戻ってきてくれた。あまり強い結びつきではなかったが、離れないでいてくれたありがたい顧客だ。このような"隠れリピーター"が実は大勢いるはずである。

下図でいえば、台形の両サイドにある「➡」の三角形部分は、初診と再初診がそのまま脱落せずに通院していれば残っていた患者だ。"隠れリピーター"はこの中に存在していることになる。

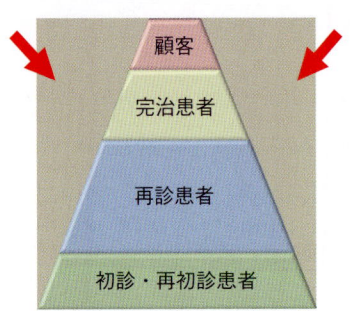

ただし、これらの中には当然"招かれざる客"も大勢いたはずで、それらの脱落を歓迎すべき顧客層にはリピーターになってもらっては困

るので、この2種類の脱落顧客を区分して管理しておくことも、顧客のやりくりを考えるうえでは大変に重要である。

- 「患者を育成し、顧客を創造する」流れをスムーズにさせる
- リピート顧客の受け入れ態勢を築く

この2点が、顧客のやりくりのために重要

向 玲子の現場目線　患者を育成する歯科医療の真価

　大阪府堺市にあるI歯科はチェアが11台で、とても患者数が多く、待合室はいつもたくさんの人であふれています。「今日も忙しそうだなあ」と感じながら、待合室で観察していますと、ご自分の奥さんでしょうか、隣に掛けている女性にぴったりと寄り添いなかよく話している男性がいます。

　私の仕事は、午後からの院内研修に生かすために医院側の動きを観察することなのですが、ついうっかり、来院者の行動にも目を向けてしまうことがあって、我ながら「そんなところ見る必要ないのに」とあわてることがあります。そのお二人のことも「映画館じゃあるまいし、歯科医院の待合室でそんなにくっついて話さなくてもいいのに」なんて思ってしまって、「いけない、いけない。仕事しなくちゃ！」と自分に言い聞かせていました。

　私が観察の場所を待合室から診療室に移したところで、新しく赴任した女性ドクターがその男性を呼び入れ、診療室のチェアへ誘導してきました。驚いたのは、この後です。その男性、「ぼく、この場所のイスはいやなんだ！あっちの奥のほうのイスにしてくれないかな」と言うのです。

　これには誘導した女性ドクターもびっくりしてどうしたらいいのやら戸惑っていました。私も案内されたチェアに注文をつけている人など見たことがありませんでしたので驚きました。結局、その男性は一度待合室に戻り、希望の９番チェアが空いてから誘導されて治療を受けていました。

　昼休みに、院長にその男性のことを話してみると、「ああ。あの人はとっても怖がりなんですよ。あの９番チェアでなら治療が受けられると思っているみたいで、他のチェアでは落ち着かなくてだめなんです」とのこと。そしてさらに院長からはその男性とI歯科との物語について次のような話を聴くことができました。

　その男性はある有名企業の社長の御曹司だそうです。「そのプレッシャーだったのかなあ」と院長は言っていましたが、大学を卒業する前にはいわゆる「引きこもり」の状態に陥っていたそうです。まったく自宅の外へ出かけられない日常が数年続いていたとき、歯の具合が悪かったのですが、外出できないためにずっと我

第1章　医業収入のやりくり

慢を続けていたそうです。

　ご両親はとても心配し、なんとか歯科治療だけでも受けさせようと、Ｉ歯科に治療を申し入れ、毎回、ご両親が本人を引きずるようにして来院し、受診させていたとのことでした。そんななか、なんとか治療を受けられるようになったのが９番チェアだったそうです。治療を受けていた数年の期間、Ｉ歯科が男性の唯一の外出先だったそうです。

　治療が進むうちに「スタッフやドクターとも話せるようになって、だんだん自信を取り戻してきたのかなあ」と院長は話していましたが、治療が一段落するころには笑顔が見られるようになり、両親の付添もなく一人で来院できるようになるなど、精神的な回復がみられるようになってきたのです。

　ある日、「先生、結婚することになったよ」と女性を連れて来院したそうです。私が興味をもって見てしまった、待合室で仲睦まじく見えた新婚の二人は、Ｉ歯科とのかかわりを話し合っていたのでしょう。いまでは、お父様の企業で取締役を務め、貿易に関係するお仕事なのか、海外への出張も頻繁にこなすビジネスパーソンとして大活躍しているそうです。

　「えー！そんな素晴らしい話、この先生ったら、淡々と話している！」

　私でしたら、「実はね、特別な話、教えてあげる」という感じで話を始めてしまいそうなのですが、この院長の、別に特別なことを話しているふうでもない話し方に、私はかえって歯科医療の日常の素晴らしさを感じていました。

　毎日の忙しさに追われていると忘れがちになりますが、それぞれの受診者の生活を考えると、いかに歯科医療の影響が大きいかを感じずにはいられません。

　「引きこもりから海外で活躍するビジネスパーソンへ」

　この男性の人生を好転させたきっかけは、Ｉ歯科であることに間違いないでしょう。人の人生を好転させることのできる仕事は、世の中にそうあるものではありません。歯科医療の力が偉大であることを、改めて感じることができました。

歯科医院における顧客の分類（2）

　患者を進行度合いに応じて3段階に分類した前項の図が示しているのは、実際に歯科医院に来院した顧客のある種の階層である。いってみれば、患者として顕在化した顧客層である。

　歯科医院に患者としてやってくる顧客の心理を考えてみよう。ショッピングセンターが新規にオープンした、スーパーマーケットがリニューアルオープンしたということであれば、地域住民のほぼ大多数が興味をもって来店するだろうが、それが歯科医院であった場合、地域住民の大半がやってくるなどということはあり得ない。歯が悪い人でないと興味をもたないし来院もしない。

　それでは歯の悪い人であれば漏れなくやって来るかというと、それもほとんどは来院しない。歯が悪いかどうか、素人にはわからないからだ。つまり歯科医院とは、基本的に歯が痛くならないかぎりだれも行かないところである。

　では歯が痛くなった人は全員来るのかといえば、それも全員は来ない。多少のことは我慢してしまうからだ。しばらく我慢していれば治ると思い、実際にいったんは痛みの引くことも多い。ところが実際には治ったわけではなく、病状は深く静かに進行し、あるときひどい痛みに襲われ、我慢ができなくなって初めて歯科医院を探すことになるのだ。

　つまり歯科医院へやってくる初診患者というのは、早期治療に向かうバラ色の扉がいくつも開かれていたにもかかわらず、あえて目をつぶって暗闇への道を突き進み、もうどうにもならなくなってやっとやってくる。そんな人たちが基本的に多いということだ。

　歯科医院とはそのような存在であることを認めるところから、顧客のやりくりを考えなくてはならない。

　そうしてみると、前項の「歯科医院の顧客の分類（1）」で示した台形の図は**ほんの一握りの顧客でしかないことが見えてくる。つまり氷山の一角でしかなかったのである。**

　顕在化した初診患者の下には、歯科医院との接点がない潜在患者と、

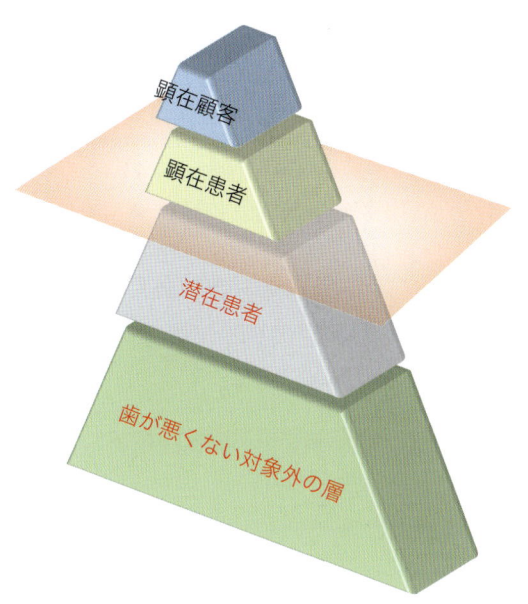

　歯は健康で歯科医院とは無縁の人の層が隠れていたのだ。

　これからの顧客のやりくりを考えるならば、まず、水面下に潜んでいる潜在患者を顕在化させることが第一だろう。

　歯科医院ではなかなか行うことができなかった新規顧客の開拓は、ここへのアプローチを積極化することによって可能となる。

　さらに、実際に歯が悪くなく、歯科医院とは無縁と思い、また思われている層に対しても、積極的にアプローチしよう。その健康な歯をいつまでも健康状態に維持するために当医院での健診を受けるよう強くプッシュする。歯の治療ではなく予防のための来院を促す。すなわち定期健診顧客創造のための営業活動である。そうすると一見歯科とは無関係に思えた層は、実は患者ではなく顧客の予備軍、「潜在顧客」であることがわかる。

> 顧客と患者を明確に区分することで、地域住民全員が対象となる顕在顧客、顕在患者、潜在患者、潜在顧客それぞれに対して魅力的な要素を付加することが肝要

歯科医院における顧客の分類（3）

デンタルヘルスアソシエート代表の岩田健男先生は、歯科医院の患者を次の4つに分類するように説いている。2013年春、ジャパンデンタルの主宰する「歯科医院経営研究会」のセミナーで伺った話だ。

> ①予防での来院者
> ②修復治療での来院者
> ③審美治療での来院者
> ④包括治療での来院者

それぞれに対応方法が異なるので、そこを分けて考えなくてはならない。方針・治療費・担当スタッフなどよく考えてしっかり対応せよ、といった内容であった。

まったくそのとおりだと思う。ただ筆者は、前項からの流れにもとづき、さらに患者と顧客を分けて次のように考えてみた。

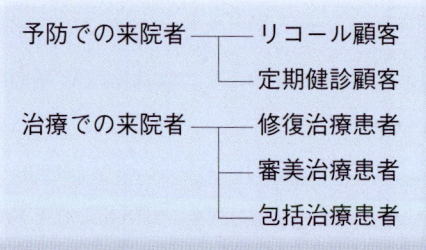

それぞれの顧客に対しどのように接するべきか、岩田先生の講演で学んだ内容を加味しながら、自分なりの考えを述べてみたい。

リコール顧客・定期健診顧客

予防での来院者が、予防処置を受けることで大きな経済的メリットを医院に与えることはないが、永続性をもった定期来院顧客こそ、経営安定化への基礎となる。お金のやりくりを考えるうえでは、このリコールによる来院者を確保していくことが重要となる。

岩田先生は、リコール顧客数は歯科医院との信頼関係の度合いを測る尺度になると明言されていたが、まさにそのとおりであり、その信頼感が数多くの紹介者を呼んでくる。仇やおろそかにしてはいけない顧客層である。お金のやりくりに苦しんでいる歯科医院は、多くの場合、このリコール顧客をきちんと取り込んでいないところが多いように思える。したがって、医院の長期安定化経営へ向けた基礎作りは、このリコール顧客の確保にかかっている。

　完治した段階で、内科や外科や皮膚科などでは
「また、何かありましたら来てください」
というところだが、歯科は違う。
「これからは再び悪くならないように定期的にチェックしていきますので、まず1ヵ月健診にお越しいただき、その後3ヵ月おきの定期通院となりますので、1ヵ月後と4ヵ月後の予約を本日入れておきましょう」となる。

　あるいは長期入院した病院を出るときには、少しジョークを含んで
「長い間大変でしたが、よく頑張りました。二度と戻ってこないようにしてくださいね」
といわれるかもしれない。これも歯科ではあり得ないセリフだ。長期間かかった治療がやっと終わった患者に対しては歯科ならこうなる。
「長い間大変でしたが、よく頑張りましたね。二度と同じように悪くしてはいけませんよ。定期的にメインテナンスを行っていきましょう。受付で来月と4ヵ月後のアポイントを決めてからお帰りください」

修復治療患者

　修復治療患者は開業当初の最大の患者層であることはいうまでもない。まずは歯の悪い潜在患者がやってくる。総患者数が多いかどうかは別だが、比率は100％といってもよい。当然経済的利益の中心となる。

　基本的には保険診療で対応するケースが多いが、アプローチによっては自由診療へと発展する。開業時は保険で対応し、徐々に自由診療を勧めるようにするといった方針をとる例が多いようだが、まったくナンセンスだ。

保険診療は慣らし運転や助走に例えられるものではないし、自由診療はほとぼりが冷めた頃、おもむろに小出しにするものではない。

審美治療患者

　審美治療は岩田先生の言葉を借りれば、"審美病"患者に対する治療で、矯正、審美修復（補綴）、ホワイトニングなどがその技法となるが、審美治療はもっとも面倒くさいという。なぜなら、**患者の求める美とは患者の主観であり、必ずしも調和のとれた客観美とは一致しないからだ**。したがって主観美と客観美の融合をどのように行い、患者の満足を得るかが求められる。うまくいけば大きな利益を上げることができるのだが、「おいしい治療」などといった下心で安易に取り組むと大失敗を犯す危険がある。審美眼と技量の欠落した歯科医師は注意を要する。

包括治療患者

　包括治療患者は、歯列が崩壊している患者で、エンドから矯正まで総合的な治療を施さなければならない患者だ。しっかりしたよい治療を手間暇かけて行わなければならず、保険か自費かなどという次元の話ではなく、初めから別の料金体系を作ってじっくり治していかなければうまくいかない。**本当に価値のあるものは手間と時間がかかるので相応の費用もかかるが、「長持ちするので勧めたい」という信念をもって患者には説明する必要がある**。そう岩田先生は訴えていた。

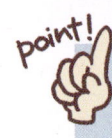

リコール顧客・定期健診顧客・修復治療患者・審美治療患者・包括治療患者の割合は、自身の力量と得手不得手、人材の質と量をもとに決める

歯科医院における顧客の分類（4）

　顧客のやりくりを考える上でどうしても避けて通れないことがある。それは優良顧客と不良顧客の区分だ。一見、患者を差別するように感じられて医療関係者にはやや馴染みにくい考え方かもしれないが、これは差別ではない。真剣に健康を考え、真面目に医療を受けようとする優良顧客を、彼らをスポイルする不良顧客から守るための正当な方法だ。この区分を明確につけることで優良顧客を育成していくことが可能となり、多くの顧客からの信頼を勝ち得ることができる。優良顧客の保護育成と歯科医院の信頼感向上の両方に効果的な考え方であるので、ぜひとり入れてほしい。

　その分類は、治療内容にかかわらず、その顧客の医療に対する態度や健康への取り組み姿勢によって行うもので、単純に区分すればA、B、Cの3ランク。すなわち、「優良顧客」「良質顧客」「不良顧客」に分け、不良顧客Cを良質顧客Bに、良質顧客Bを優良顧客Aに育成することを医院運営目標としてもっていこうとするものだ。

　「顧客をフローで捉えずストックとして見ていく」。これは現代の一般的マーケティングの考え方である。航空会社もデパートもガソリンスタンドも、多くのサービスビジネスが顧客の捉え方をフローからストックへと変えている。たまたま乗ってくれた旅客、通りすがりに来店してくれた買い物客、ドライブの途中で寄ってくれたドライバーと、これまでだれが顧客であるのかを把握できていなかった業種、把握する必要性のなかった「フロー顧客業種」の多くが、一人ひとりの顧客の個人情報を把握する「ストック顧客業種」に自らを変えた。会員カードを持たせてポイントを付与し、個人の購買履歴に合わせたセールの案内を送るなど、効率的で効果的な営業手法をとっている。

　歯科医院は、医療機関としての特性から顧客の個人情報の取得という点では、どのような業種と比較しても紛うことなき「ストック顧客業種」であった。にもかかわらず、その情報をマーケティングという観点からはまったく活かしてはこなかったため、来院する患者をフロー顧客のようにして扱ってきた。つまり、痛くなったから来院する、

治れば来なくなる。問題の出たときだけ患者となって通院する顧客が次々と現れては消えていく。そのような新規のフロー顧客が多数来院することで成り立ってきた業種であったことが、せっかくのストックを眠らせてしまう結果となっていたのである。

歯科医院におけるこの顧客のランク分けは、歯科医院に改めて「ストック顧客」の考え方を取り入れ、優良顧客を安定収益の源泉としてストックしていくことを目指そうというものである。顧客をストック化するということは、異なる質の顧客をストックすることでもある。したがって、A、B、Cというランク分けが生じることはやむを得ない現象だ。しかし、それら質の異なる顧客を一緒くたにして、すべてに八方美人的な対応をしてはいけない。

Cランク顧客をBに、Bランク顧客をAに育成するべく誠意をもって対応する一方、その誠意に応えようとしない顧客には相応の対応に変えていくべきだと考えている。

ある時点で、顧客の分類(1)と、このランク分けを行ってみるとよい。現在通院中の全顧客一覧表から、一人ずつの医院とのかかわり状況を確認し、通院態度を検討してA、B、Cのランク分けを行うというものだ。大変な作業のように思うかもしれないが、半日潰せばできるし、そのプロセスは意外と楽しいものだ。

一度行ってしまえば、3ヵ月に一度のペースで構わないので、新たに増えた新規顧客と、既往顧客の中で分類とランクに変化があったものだけを担当者から申告させ、修正をかければよい。前回との比較から改善度合いを数値で明確にすることが可能となる。

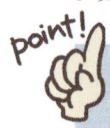

> 組織をリードする2割、ぶら下がりの6割、足を引っ張る2割という「2-6-2の原則」は顧客にも当てはまる
> 優良顧客：良質顧客：不良顧客＝2：6：2

顧客のやりくりの真髄

　医業収入のやりくりとは、顧客の質をいかにして高め、質の高い顧客をいかにして増やしていくかという「顧客のやりくり」に絞られると述べてきた。質を中心に論じてきたが、量もまた重要だ。

　量は少ないと経営が成り立たなくなるので、量が少ないことは問題だ。しかし、反対に量が多すぎるのもまた問題ではある。

　そもそも「顧客のやりくり」とは適切な量の確保をいかにして図っていくかということをテーマとしているのだが、往々にして量の少ないことが問題視され、量の拡大を図ることが「やりくり」と解釈される傾向にある。

　しかし、医療機関は自動車産業や家電メーカーとは異なり、量的な拡大再生産を図る業種ではないので、量は増えれば増えるほどよいというものではない。

　ホテルオークラが超高層化しない理由は、サービスの質が低下することを懸念するからだと聞いたことがあるが、元来サービス業とはそういうものだ。

　すし詰め状態の映画館や特急列車で、良質なサービスの提供は期待できない。といってガランとした状態では、営業が成り立たないため、同じようにサービスの品質は低下傾向を辿る。

　サービス業でもっとも大切なことは、サービスが最高レベルの品質で提供されることだが、そのための基本的な要件は、サービス提供機会における適正な量の確保と維持である。

　歯科医院経営を考えるとき、顧客数の安定的増大が第一義的に議論される傾向が強いのは、近年顕著となった１歯科医院当たり来患数の減少という競合激化に対する不安感が横たわっているからだろう。しかし、その対策として量的拡大策ばかりが横行するようになったことで、多くの問題が噴出してきた。

　例えば、それは次のような諸点に見出すことができる。

①待ち時間が長くなる（診療前、診療中、会計時）
②予約がとりづらくなる（次回予約が２週間から３週間先）
③詳しい説明時間がとれなくなる
④バタバタ感が強くなり、ミスが出そうな不安感が高まる
⑤忙しすぎてスタッフの対応が遅れがちとなり、丁寧さに欠ける
⑥診療時間が伸び残業が増え、スタッフに疲労が蓄積する

　これらの問題点は、すべて歯科医療サービスの品質低下となって現れ、中長期的視点に立った歯科医院経営の将来の見通しに重大な影響を及ぼすことになる。
　一時期、押し寄せる患者で溢れかえっていた歯科医院でもいまは閑古鳥が鳴いている例は少なくはない。それらの歯科医院は、自らの凋落原因を競合激化や保険制度の変容、あるいは長引く不況といった外部要因に求めるが、それはほんの小さな一因でしかあり得ない。
　最大の要因は、上記に記した諸問題を「患者数の多さがもたらした嬉しい悲鳴」であるかのように捉え、歯科医療サービスの品質低下という本質を正確に認識せず、何ら有効な手立てを講じなかったことにある。
　他方、同じ環境下にあっても組織の強化を図り、歯科医療サービスの品質向上を心がけた歯科医院は変わらず発展を続けている。両者の違いを比較すれば、そこには顧客のやりくりの巧拙が明確な差となって見えてくる。
　顧客のやりくりとは、無理やり顧客を詰め込み、売上を伸ばすことではない。**適正な診療時間と説明時間、治療に効果的な予約間隔、顧客に無理のない通院期間を保持できる顧客数を安定的に確保し、サービスの品質を高めていくことこそ顧客のやりくりの真髄である。**

> **point!** それぞれの歯科医院の規模に応じた適正な診療時間、説明時間、予約間隔、通院期間を保持できる顧客数を安定的に保持し続けることが重要課題

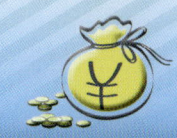
お金のやりくりの具体策

　それぞれの医院に応じて、あるべき適正な診療時間と説明時間、治療に効果的な予約間隔、顧客に無理のない通院期間を保持していくように顧客のやりくりを行えれば、歯科医療サービスの品質を高める下地ができたことになる。

　その上で、どのようにして品質向上を図るのかを真剣に考え、その対策を講じることが売上を増大させることにつながる。その売上増大のための方法論こそが医業収入のやりくりそのものであり、それを実現させる上で必要なパワーの養成が対応力のやりくりである。

　筆者らの会社が行っている主要業務は、実はこの品質向上の方法論である「医業収入のやりくり」と「対応力のやりくり」に他ならず、医業収入のやりくりを考えることは、歯科医院経営において大変重要なことであると認識している。

　それほど重要であるにもかかわらず、ここは前作ではあまり触れてこなかった。なぜなら歯科医院は、健康保険制度のおかげで、開業すれば悪くても月額200万円前後の医業収入は見込めるし、平均的には300〜350万円程度は上がるとの前提がほぼ当然視されていたため、医業収入の多寡や、顧客の質とか量についてまであまり神経を使う必要がなかったからだ。

　したがって、注意しなくてはならないことは、おおむね予想のつく「稼ぎ方」ではなく、むしろきちんとできないことが多いお金の「使い方」や「返し方」や「貯め方」であるとして、前作においては「歯科医院経営の仕組み」を、売り上げた後のお金の流れを軸に、その基本形について述べたのである。

> **point!**
> 稼いだお金の「返し方」「使い方」「貯め方」をまず理解しマスターする。その上で売上面について考えていく。
> このほうが売上先行よりも正攻法である

新規開業時の営業見通しと資金投下

　上述した点が一般の事業での経営と歯科医院経営との考え方における大きな違いといえるだろう。一般事業では、何をおいても稼げるのかどうかが最大の関心事となる。そんなものが、そんなやり方で売れるのか？　この最大の難問が目の前に横たわっているのである。

　歯科医院も一般の事業とまったく同じで、お金のやりくりの基本はどうであれ、お金が入ってくるかどうかから始まる。新規に開業する際には、この場所であれば立ち上がり段階では月平均どのくらいの収益が見込まれ、軌道に乗ればいくらとなり、3年後にはどのくらいのラインを突破するか、といった見通しを1本立てなくてはならない。

　あるいは、場所の問題はさておき、なによりも診療スタイルや経営スタイルをまず決定し、このやり方であれば採算ラインはどのあたりに設定するのかをシミュレートし、それが実現できるであろう開業地を探すという逆の手法もある。

　いずれにしても、事業として成り立つための基本、収益はいかほど見込めるのかしっかりと目論見を立て、発展への計画を練り、それに沿って行動していくことが、お金のやりくりの第一歩であろうと思う。

　そう考えると、歯科医院経営とは、あるいは歯科に限らず医院経営とはすでに営利事業であることが見えてくる。医療機関といえどもこのクールな事業感覚をもたずに経営を行うと、お金のやりくりに苦しみ、万民から望まれる本来の医療機関としての使命を全うできなくなる。

　一方、歯科医院を経営していくには、最低限不可欠なスペースと設備と人員、自分が目指す歯科医院の形態やシステムというものもある。そしてそれらを実現させるために必要なイニシャルコストとランニングコストはいかほどであるのかを見積もっておかなくてはならない。スペース、設備、人員はどのような規模やレベルなのか、それらは経営者それぞれの考え方と目標設定によって異なるが、**比較的収益が見込める場所を選んで開業するよりも、どのような歯科医院をどのように運営していくのかをまず決めることのほうが先決である**。その上で、

その目標に合致し得る場所を見つけることである。それをまず明確にしたほうがよい。

したがって、本書においては資金ショートを起こさないための計画的な開業と計画的な経営について述べていこうと思う。

> **サービス・マーケティング・ミックス**
>
> ビジネスにおける販売活動を成功させるうえで必要とされる要素のまとまりをマーケティング・ミックスといい、以下の上位4要素の頭文字をとって「4P」と呼ばれる。サービス業の場合はその次の3要素が加わり、サービス・マーケティング・ミックス（7P）と言われている。歯科医院においても「7P」についてその内容をどのようにすれば競争力が高まるのかを十分に検討しなければならない。
>
> | | |
> |---|---|
> | ① Product（サービス提供内容） | 得意な治療は魅力的か |
> | ② Place（場所） | 行きやすい場所か |
> | ③ Promotion（販売促進） | 広告宣伝は効果的か |
> | ④ Price（価格） | 内容に比して妥当か |
> | ⑤ People（人材） | 真剣さ・礼儀正しさ・親密さ |
> | ⑥ Physical evidence（物的環境要素） | 清潔な医院 |
> | ⑦ Process（提供過程） | 納得性の高い診断システム |

point!

新規開業に当たっては、サービス・マーケティング・ミックス(7P)を。十分に検討し、何を最大の売りにし、弱みはどうカバーするかを考える

収入見通し方程式とは

　30年以上も前から行われてきた、歯科医院開業時の収入予測の立て方というものがある。必ずしも予測どおりにことが進むわけではないが、一応論理的でもあり、説得力もある手法として長く使われている一般的な手法でもある。

　しかし過去においては、そのとおりか、それ以上の成果が上がったことで成り立ったこの「収入見通し方程式」ではあるが、**現代においては、この計算式どおりの成果しか上がらないようであれば、決して成功には至らない**、いってみれば「失敗への収入見通し方程式」へとなり下がってしまった感が拭えない。それくらい歯科医院の新規開業は難しさを伴うものになった。

　ただ、そうはいっても、一応の客観的数値見通しとしての目安にはなっており、相応の活用はできる「収入見通し方程式」ではある。

◎1日の来患予想の計算式
　（診療圏内人口）÷（歯科医院数）×（受療率）＝1日の来患数
◎年間の来患予想の計算式
　（1日の来患数）×（年間診療日数）＝ 年間来患数
◎年間の診療収入予想の計算式
　（年間保険診療受診者数）×（保険診療単価）＝ 保険診療収入
　（年間自由診療受診者数）×（自由診療単価）＝ 自由診療収入

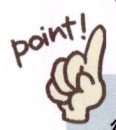

point!

> 従来から歯科界にある「収入見通し方程式」は、現代においては「失敗への収入見通し方程式」と心得て活用すべし

来患予測数値の出し方

　診療所の診療圏というのは、どのような科目であろうが、一般的に徒歩での通院可能範囲とみられる。すなわち徒歩10分以内の距離ということで都市部で半径500m、郡部では車利用を含め1km内を設定する。その診療圏内の人口は、昼間人口を集計することになる。昼間人口とは、昼間その地域内で活動している人の数で、住民人口のうち外へ働きに行かない人と、外から働きに来ている人の合算数値である。

　歯科医院数とは診療圏内に存在する既存の歯科医院と自分の歯科医院を加えた数で、大まかにいえば、**診療圏内の昼間人口を同圏内の歯科医院数プラス1で割れば、自医院の潜在患者数が算出できる。**

　その潜在患者のうちどれくらいの割合の人が来院するかを計算するのに使われるのが、受療率である。この受療率とは、政府統計資料から割り出された、ある特定の1日に歯科治療を受けた人数の人口10万人に対する割合で、潜在患者数に受療率をかけるとその医院に来院するであろう1日当たりの患者数が推計される。

　厚労省の患者調査を基にして計測された平成20年度の歯科受療率は1.034%となっている。この数値は毎年ほぼ変わりなく、概ね1％程度で推移してきた。したがって、平成20年度の数値を基にすれば、全国平均で見た1歯科医院当たりの潜在患者数と1日あたりの来患数の推計は下の表のようになる。

総人口	歯科医院数	潜在患者数	受療率	1日来患数
125,900千人	68,000軒	1,851人	1.034%	19.14人

　これを、開業予定地の半径500mの診療圏内に置き換えて来患予測を立てると、例えば以下のようになる。

診療圏内人口	歯科医院数	潜在患者数	受療率	1日来患数
30,000人	15軒	2,000人	1.034%	20.68人

　これで大まかな来患予測は立てられるが、さらに正確を期そうとするリサーチ手法もある。例えば診療圏内人口と競合歯科の捉え方だが、

半径500mで線引きをした場合、わずかな距離で圏外に該当する競合先が存在することもある。そうするとその歯科医院は本来大きな影響力をもっていながら無視されるかたちとなり、甘い見通しとなる危険性がある。したがって、そこに若干の補正をかけなければならない。つまり、お互いの診療圏が重なり合う部分の人口については、2軒であれば1/2を減、3軒であれば2/3を減じる必要がある。そうすると例えば3,000人ほどを減じたとすれば、対象人口は27,000人となり潜在患者は1,800人、来患予測は18.61人と、約2人減少となる。

さらに精密にというのであれば、年齢別の受療率も発表されているので、診療圏内人口の年齢別構成を割り出した上で、年齢別の来患予測を算出することもできる。しかし、昼間人口でこれを行うことは困難なので、オフィス街や駅前商店街などでは難しい。

ただ、前段でも述べたとおり、この来患予測はひとつの目安にすぎない。さらにどちらかというと、最低ラインとしての覚悟を決めるような数値としての性格が強い。大切なことは、そのままただ開業するだけでは失敗への道を歩まざるを得ない状況下において、ならば**いかにして成功を勝ち取っていくのか？ サービス・マーケティング・ミックスのどの要素に注力すればよいのか？ 主体的な力量をどのように発揮していけばマーケティング上の理論値を覆すことができるのか？**

その戦略戦術を考えることである。

まさに収入の大前提となる来患数のやりくりそのものといえる。

> **Point!**
> 来患予測はあくまで最低ラインとしてとらえ、予測を踏まえて戦略戦術を考えることが重要

年間の診療収入予想の導き方

これを考えるには、ある程度の実態平均値を前提として入力し、導き出す必要がある。そこで次の数値を与件として全国平均値で計算してみよう。

①保険診療単価は5,500円とする
②自由診療単価は30,000円とする
③年間の診療日数は265日（当社集計データの平均値による）
④結果としての金額ベースでの自由診療比率は15%とする

総人口	歯科医院数	潜在患者数	受療率	1日来患数
125,900千人	68,000軒	1,851人	1.034%	19.14人

年間の来患数は
19.14人×265日＝5,072人
もし、全部が保険診療受診者だったとしたら年間の診療収入は
5,500円×5,072人＝27,896,000円
実際には自由診療受診者がX人いたとすると年間の自由診療収入は
30,000円×X人＝30,000X円
と増えるが、保険診療収入は5,500X円減少し
(27,896,000−5,500X)円となる。
そして金額ベースでの自由診療比率が15%ということであるから
30,000X：(27,896,000−5,500X)＝15：85
この比例式を解くと　X＝159

つまり自由診療受診者は年間で159人見込め、最終的に診療収入は
保険診療収入は　5,500円×4,913人＝27,021,500円
自由診療収入は　30,000円×159人＝4,770,000円
トータル31,791,500円で自費4,770,000円は15%に相当する。
受診者ベースで計算した場合の自費率は159人/5,072人であるから、来院者の3.14%程度しかないということである。1日19人来院があっ

たとすれば、2日経って初めて1人、1ヵ月で13～14人程度である。金額では40万円いくかいかないかのレベルと理解してほしい。

以上の計算を公式化しておくと次のようになる。

> 1日の来患予測人数：A
> 年間の診療日数：B
> 自由診療受診者数：X
> 保険診療単価：5,500円、自由診療単価：30,000円、自費率：15%
>
> **年間保険診療収入 ＝ 〔5500×（1−0.0314）〕AB ＝ 5327AB 円**
> **年間自由診療収入 ＝ （30,000×0.0314）AB ＝ 942AB 円**
>
> また、自由診療受診者数（X）は
> **X＝0.0314AB**
> で表される。

ただ、この数字は自費診療にほとんど力を入れず、医院側からアプローチしたり、プッシュしたりしなくても自然発生的に出てくる数字でもある。つまり、放っていても15％程度の自由診療は発生するのが歯科医院と考えてよい。

とすると、競合が激しくなり、「収入見通し方程式」がはじき出す収入ではますますおぼつかなくなっていく危険性が高まるなかで、収入のやりくりは、自由診療に活路を見出すことができる。黙っていても自費率15％、37～38人に1人（約3％）は自費診療を求めるという、歯科医療がもつその潜在需要に目をつけるべきであろう。

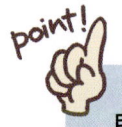

point!
自費による良質な治療を求める層が自然体で3％は存在する。この歯科医療の特性に注目するところに活路は開ける

これからの歯科医院の収入のやりくり

　先に具体的に述べたものが、保険診療を中心に行った場合、歯科医院の収入はどのように見通されるのか、人口分布と地理的条件を基にして行うひとつの方法論である。将来的に歯科治療や予防歯科に対し、健康保険の新たなかつ大胆な給付増が実現しない限り、これからの歯科医院収入見通しは、保険制度に寄りかかるばかりでは活路が開けない。顧客価値が高まる最善最適の治療方法を身に付け提供していく、いわゆる自由診療の比率を高めていくことが経営発展には求められる。そのような良質な歯科医療への期待はこれからの社会の要請であり、今後活性化していくことが十分に想定できる。

　そしてもう一つ、これからの社会において要請が高まるのは「口腔ケア」といわれる予防領域である。対象者は老若男女を問わないし、罹患の有無を問わない。となると、これまでの受療率などはどこかへ消し飛んでしまう。とくに高齢社会が到来した現在、高齢者施設各所から口腔ケアの効果とその重要性が逐次報告され、新聞紙上に喜びと希望の記事が躍る。

　「寝たきりで食事もできなかった高齢者が、口内の汚れをきれいにふき取り首筋から顔のマッサージを施すことで、食事がとれるようになり、なんと『美味しい』と言葉を発してニッコリ微笑んだ」
という。同じような報告がしきりに全国の新聞に掲載されるようになってきたが、それらのほとんどは、誤嚥性肺炎を懸念しての胃ろう装着という、ある意味での消極策の妥当性を覆す内容である。

　このように歯科医療は、安易な逃げの医療に走りがちな終末期医療に真っ向対峙する、まさに「あきらめない医療」であり、「希望の医療」であり「喜びに至る医療」なのである。筆者の会社が創業以来、「歯科医療は最上級のサービス業」と唱え続けている背景はここにある。延命治療の多くがその背後に抱える「悲しみの先送り」であるとすれば、延命治療とは無縁の歯科に見出すものは「希望の創造」である。これこそ歯科医療の真髄に他ならない。今後はそんな歯科医療に対する期待感が一層高まると同時に、それに合わせてこれまでの歯科医院の運営

形態は大きく変貌せざるを得なくなる。

　かつてはすべてが治療用のチェアで埋め尽くされていたが、15年ほど前から先進的な歯科医院が導入し始めた"予防歯科路線"が漸次浸透していくなか、歯科衛生士用ユニットの新規導入や、治療とは区画を分けた予防ゾーンなどが生まれてきた。

　5〜6台の治療ユニットに予防ユニット2〜3台、あるいは治療ユニットの1〜2台を予防ユニット兼用とするなどしている医院が主流を占めるようになり、「治療から予防へ」の流れは一段と鮮明になってきた。ただ、そうは言いつつも予防チェアが治療チェアを台数で上回る医院はなかったが、これからは様相が大きく変わる。

　筆者の見通しではあるが、おそらく予防チェアが治療チェアの台数を上回り、活性化する医院ではその数は2倍に達するであろう。

　そうなると、考えなくてはいけないのが「スペースのやりくり」「設備投下資金のやりくり」「歯科衛生士のやりくり」「サポート要員のやりくり」となってくる。

　かつて大企業の大学新卒者初任給が10万円強であった頃、新卒の歯科医師に初任給40万円を払ってでもドクター数を確保し、院長室を削ってでもチェアを増設し、分院までをも開設しようとした時代はもうすでに遠のいて久しい。

　時代の要請は歯科衛生士の確保である。それもかつての歯科医師を買い漁ったようなライセンスホルダーとしての意味付けではない、**セールスエンジニアとして高い総合力を秘めた歯科衛生士の確保が求められ始めているのである**。どこに、だれにお金を投じるのか？　大きな問題となってきた。

平均的な開業から成長路線への歩き方

　この場所でどれくらいの売上が上がるかをシミュレートするのとは別に、ドクター１人体制で成長できる限界を考えておくことは意味がある。当面のそれが最終目標地点であるからだ。

　おそらく治療用ユニット３台にメインテナンス用ユニット６台ではないかと思う。その場合どのような売上推移を辿るであろうか。ひとつのシミュレーションを行ってみよう。

治　療		予　防	
１日の稼働時間	８時間	１日の稼働時間	５時間
１週間の稼働日数	５日	１週間の稼働日数	５日
１人の治療時間	１時間	１人の対応時間	１時間
１人の治療間隔	１週間	１人の通院間隔	任意だが一応３ヵ月
１人の平均治療期間	３ヵ月		
１回当たりの単価	15,000円	１回当たりの単価	5,000円

　上の表の前提で１つの仮説を立てれば、３台のチェアで治療は最大１日24人、１週間で120人、同じ患者が平均３ヵ月通院する。最短が１ヵ月、最長が６ヵ月とすると、毎月20人平均が完治に至る。このサイクルで毎月新患が20人ずつ増え、20人ずつ完治していくと仮定する。リコール率が70%とすると、毎月14人、年間で168人がメインテナンスに移行し定期健診顧客となり、１人が年間に４回通院すると672件のメインテナンスを行うことになる。予防用のチェア１台がカバーできる顧客数は１日５人、１週間で25人、１ヵ月で100人、３ヵ月で300人となるので治療チェア１台が引き受けるメインテナンス顧客は300人、年間の稼働可能件数は1,200件となる。治療チェア６台では、約８年半でフル稼働状態が達成される。

　初年度の治療に係る売上は、年間稼働日数を243日とすると、
15,000円×24×243＝87,480,000
　予防に係る売上は通年が672件であるので、その1/2として
5,000円×336＝1,680,000

これを2年目以降8年目までを見通すと以下の表のようになる。

年度	治療 単価	件数	金額	予防 単価	件数	台数	金額
1	15,000	5,832	87,480,000	5,000	336	1	1,680,000
2	15,000	5,832	87,480,000	5,000	1,344	2	6,720,000
3	15,000	5,832	87,480,000	5,000	2,016	2	10,080,000
4	15,000	5,832	87,480,000	5,000	2,688	3	13,440,000
5	15,000	5,832	87,480,000	5,000	3,360	3	16,800,000
6	15,000	5,832	87,480,000	5,000	4,032	4	20,160,000
7	15,000	5,832	87,480,000	5,000	4,704	4	23,520,000
8	15,000	5,832	87,480,000	5,000	5,376	5	26,880,000

（金額単位：円）

治療は1年目からフル稼働は見込めないので50％、2年目は75％程度にみたほうがよい。そうすると予防の件数も同じように減るので以下のように修正する。

年度	治療 単価	件数	金額	予防 単価	件数	台数	金額
1	15,000	2,916	43,740,000	5,000	168	1	840,000
2	15,000	4,374	65,610,000	5,000	1,008	1	5,040,000
3	15,000	5,832	87,480,000	5,000	1,680	2	8,400,000
4	15,000	5,832	87,480,000	5,000	2,352	2	11,760,000
5	15,000	5,832	87,480,000	5,000	3,024	3	15,120,000
6	15,000	5,832	87,480,000	5,000	3,696	3	18,480,000
7	15,000	5,832	87,480,000	5,000	4,368	4	21,840,000
8	15,000	5,832	87,480,000	5,000	5,040	4	25,200,000

（金額単位：円）

保険診療主体で行うならば、単価は6,500円程度になるので、50～60％ダウンとなり売上は7年目でも48,000千円程度に留まる。

一方、予防は制約の多い保険対応を避け、また将来を見据え自費メインテナンスもきちんと確立しておくようにしたい。それも**途中から**

自費メニューを追加するのではなく、最初から揃えておくことが重要である。

　5,000円という単価は、最低の価格設定である。現在の保険で対応した場合より低くなっていると思うが、いまの通院者の負担額を考慮すれば、5,000円という手頃な価格設定でないと成り立たないのではとの懸念からの価格である。できれば、7,000円以上にし、さらに魅力的なオプションを取り揃え、希望すれば10,000円から15,000円の内容にも対応できるようにしておくことが望まれる。

　予防用の設備投資はチェア1台でスタートし、その後メインテナンス顧客の増加に合わせて順次増設増員していくというやり方を勧める。そのほうが最新設備を補充できることになる上、お金のやりくりとしてもスムーズに推移するからだ。

　そのように進めた場合、予防部門の年次ごとの金利、償却、人件費の負担と収入との関係を見てみる。

年度	設備投資 台	投資額	年間負担費用 金利	償却	人件費	収入	収支
1	1	300	9	43	① 300	99	▲268
2	0		8	43	① 315	332	138
3	1	300	16	86	② 660	577	78
4	0		14	86	② 690	821	386
5	1	300	21	129	③1,086	1066	276
6	0		19	129	③1,140	1,311	560
7	1	300	25	172	③1,197	1,556	790
8	0		16	129	④1,571	1,801	804

(単位は万円、償却は定額法、○囲み数字は専任歯科衛生士の人数)

　上記の収支尻が合うための収入見通しがそのとおりに得られるかどうかが一番の問題であるが、ここの見通しはすでに、人口と競合先歯科医院数との対比によって導かれる来院予想値とはまったく無縁である。この見通しは、そのような他力本願的な"待ちの営業手法"によるものではなく、医院側からの積極的な"攻めの営業手法"によってもた

らされる。

　8年間の累計収支は2,764万円の黒字ではあるが、水道光熱費、法定福利費、福利厚生費、そして建物償却費や家賃等の按分費用を考慮すればほとんど収益事業としては成立しない。この原因は1件当たり単価が5,000円と低額であることに起因する。健康保険上のルールがどのようになっているかは別として、現在は1件当たり9,000円前後の単価が得られているケースが多いと聞く。

　9,000円の単価に引き直せば1.8倍の収入となり、各年次の売上と収支は次のように変わる。

年　度	1年度	2年度	3年度	4年度	5年度	6年度	7年度	8年度
収　入	151	907	1,512	2,116	2,721	3,326	3,931	4,536
収　支	▲201	541	750	1,326	1,485	2,038	2,537	2,820

(単位：万円)

　予防部門はほとんど材料費がかからないこともあり、歯科衛生士の年俸を360〜400万円でみても9,000円の売上単価が得られれば十分に採算ベースに乗る。したがって、大切なことは自由診療でのメインテナンスを9,000円以上かけても価値があると顧客に納得させられる内容にし、できるだけ保険とは切り離したシステムにしておくことだろう。将来、保険での運用が不可となった場合に一番困るのは、内容に変化はないのに患者負担が3倍以上に跳ね上がるという事態が現出することである。競争力との兼ね合いから5,000円程度まで値下げすると、採算ベースを割り込む結果となる。

　そのためには、担当歯科衛生士だけではなく、医院をあげて価値を提供できるような組織に築き上げていくほかはない。

郵便はがき

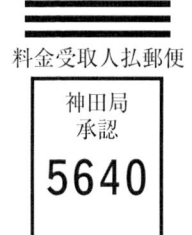

料金受取人払郵便

神田局
承認

5640

差出有効期間
平成26年11月
24日まで
切手不要

101-8791

515

(受取人)
東京都千代田区神田錦町1-14-13
錦町デンタルビル

㈱デンタルダイヤモンド社

愛読者係 行

フリガナ お名前		年齢 歳
ご住所	〒 － ☎ － －	
ご職業	1.歯科医師(開業・勤務)医院名(　　　　　　　　　　) 2.研究者　研究機関名(　　　　　　　　　　　　　　) 3.学生　在校名(　　　　　　　) 4.歯科技工士 5.歯科衛生士　6.歯科企業(　　　　　　　　　　　　)	

取得した個人情報は、弊社出版物の企画の参考と出版情報のご案内のみに利用させていただきます。

愛読者カード

よく・わかる
〔書　名〕歯科医院を生かすお金のやりくり

● **本書の発行を何でお知りになりましたか**
　1．広告（新聞・雑誌）　紙（誌）名（　　　　　　　　　）2．DM
　3．歯科商店の紹介　4．小社目録・パンフレット
　5．小社ホームページ　6．その他（　　　　　　　）

● **ご購入先**
　1．歯科商店　2．書店・大学売店
　3．その他（　　　　　　）

● **ご購読の定期雑誌**
　1．デンタルダイヤモンド　2．歯界展望　3．日本歯科評論
　4．ザ・クインテッセンス　5．その他（　　　　　　　　）

● **本書へのご意見、ご感想をお聞かせください**

● **今後、どのような内容の出版を希望しますか**
　（執筆して欲しい著者名も記してください）

新刊情報のメールマガジン配信を希望の方は下記「□」にチェックの上、メールアドレスをご記入下さい。
　　　　□希望する　　　　□希望しない

E-mail:

| 編 | 業 |

正しい自由診療を正しいやり方で伸ばす

「年間の診療収入予想の導き方」の項で述べた「基礎的自由診療受診率15%」をベースに収入のやりくりを考えてみよう。すなわち、自費率を20%に、30%に、そして50%超に高めていくことが求められる。しかし、それには基本的な自由診療に対する考え方と取り組み姿勢が真っ当でなければならない。単なる高額商品を売り付けるという目算だけでビジネスライクに行うべきものではないし、そのような姿勢はすぐに見抜かれてしまい、狙いどおりにことは運ばない。

近年、派手なPRを打っている歯科医院が目につく。PR効果としては目につくわけであるから、狙いは成功といえなくもない。そして現に成功しているのかもしれない。しかし、品格に欠ける内容が多い。誇大な自己宣伝と派手な表現は見苦しくなる。

「インプラント」、「CT完備」、「夜10時まで診療」、「土日も診療」を強調するようなPRを、一般消費者がどのように受け止め、いかに評価するのか。それはさまざまではあろうが、一面「経営が苦しいのではないか」と感じる人もいるかもしれない。

少なくとも落ち着いた雰囲気でしっかり訴えを聴き、最新鋭機器を駆使して丁寧に現状説明をしてくれ、さしあたってのゴールとそこへ向かうためのプロセス、将来の健康美への取り組みなどロングランでの希望を知らせてくれるという雰囲気はあまり感じられない。

ここが大切なところだ。歯科の自由診療は、当然のことだがインプラントだけではない。保険の範疇に入らない優れた治療法や素材がたくさんある。歯科は医科と違い緊急性をもって臨む医療ではない。したがって**「自分にとってよりよい治療」を考えて自らが選択することのできる、より投資的な医療でもある。「美」と「健康」と「希望」への投資なのだ。**

それには各歯科医院が「勧めたい」という強い思いを抱く自由診療での治療法について、自信と自負をもってしっかりと説明していく。それが間違いなく正しいやり方だと思う。

一人ひとりの受診者に対して最善最適の歯科医療サービスを提供す

る。制限的な保険診療の及ばぬ素晴しい領域である。それが何であるのか自分たちの強みをよく認識し、医院全体で取り組んでいくことができれば、自費率は上昇し続けることになる。

　むろん、自費率の上昇そのものが目的というわけではないが、治療費の額の多寡はともかく、自腹で価値あるものに投資する顧客を増やしていくことに大きな意味と価値があるのだ。

　それは、歯科医院側が提案し推奨することに対して「承諾」という前向きな意思表示を引き出すことの意義でもある。そのような経緯を通して信頼感が醸成されることは、「顧客の分類（4）」で触れた顧客のランク付けによるAランク顧客を創り出すことになる。たとえそれが少額の電動歯ブラシの購入であったとしても意味は同じだ。

　そのような顧客のその後の医院との関係性発展への期待と、周辺顧客への影響力は少なくない。したがって、少額の自費オプションを軽く見てはいけないのだ。額はどうであれ、保険外の治療費を負担したり、口腔ケア関連商品を購入したりする顧客の前向きな気持ちは、必ず受付周辺の空気を変え、待合室に伝播する。

　洋服屋で値の張るスーツを買っていく顧客がいたり、高級なジャケットを物色している顧客が数人いると、ウインドウショッピングのつもりで立ち寄った顧客も自然とスーツやジャケットに向かう傾向にあるという。一種の群集心理であり、ある種の客層構成の原始的な動きともいえる。

> **point!** 額の大小は問わない。自腹で自身の健康に投資する顧客層を増やすことで、しだいに優良顧客層が形成されていく

自由診療の伸ばし方

　一人ひとりの顧客に対し、科学的な検査を行った上で正確な医学的診断を下し、最善最適の治療方法を伝えることこそ医療者のとるべき姿勢である。それは保険診療か自由診療かといった判断ではない。

　ただ持続性の高いより良質な材料を使用し、時間をたっぷりとった丁寧な治療に、保険診療を適用させていたのでは医療者側の経済が完全に破綻する。決して手抜きではないのだろうが、短時間で手際よく治療し、より多くの患者を捌いていかなければ、院長以下全スタッフの生活を守ることが難しいのが実態だ。

　良心の塊のように言われ、その堅持こそが社会の絶対的命題であるかのように扱われがちな国民皆保険制度のひとつの陰がそこにはあり、ある種の限界を感じずにはおられない。

◎何も説明しなくても15%は自由診療を希望する

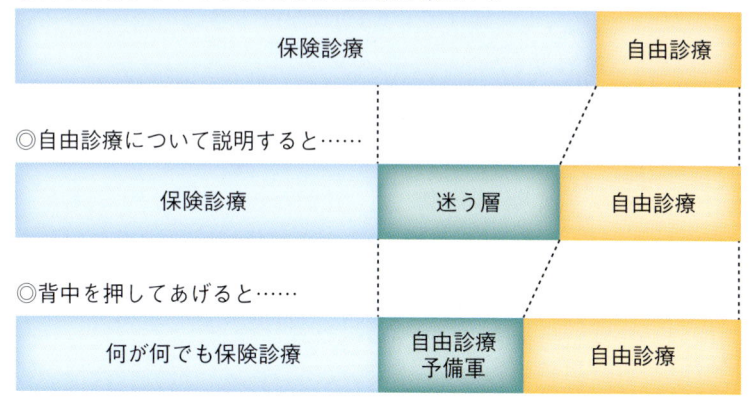

保険診療	自由診療

◎自由診療について説明すると……

保険診療	迷う層	自由診療

◎背中を押してあげると……

何が何でも保険診療	自由診療予備軍	自由診療

　何もアプローチしなくても15%の自由診療が存在することはすでに述べたが、受診者全員に対して必要に応じて自由診療での「よりよい治療法」のあることを必ず説明するようにすると、単純に20%程度まで自費率が上がる。つまり「そういうよい方法があったのだ」とすぐに理解する潜在自由診療顧客が一気に顕在化するからである。

　そして、もうひとつ別の集団を産み出すことになる。それは同じように潜在化していた自由診療顧客ではあるが、すぐには結論を出さな

い「どうしようか迷う集団」だ。

　この迷う顧客層を作り出すことが、「最適最善の治療」について必ず一度は説明しなくてはならないことの大きな意義といえる。迷う理由は人それぞれにある。経済的なことが一番かもしれない。あるいは優先順位について逡巡するケースもあるだろう。理由はどうであれ、この"迷える顧客たち"に対しては、どこかでだれかが背中を押してやることがあれば、彼らは自分自身で決断をすることができる。その役割を担うのは担当医であったり、歯科衛生士であったり、あるいはアシスタントや受付という場合もある。いや、むしろ歯科医師や歯科衛生士といったスペシャリストよりも、自分たちに近しい感覚のアシスタントや受付担当者に助言を求める傾向のほうが強いかもしれない。

　そのときに、空へ向かって飛び出すための後押しをすることはとても重要なことだ。人は決断をする前に、自分自身の中での心の葛藤に苦しむ。

　「院長の勧めるやり方はとても魅力的だが、いまはちょっと家計が苦しいし、どうしようか……」

　受付担当者と日頃からコミュニケーションがとれていると、診療室から出てきたとき、受付担当者の微笑みにふと意見を求めたくなることがおそらくだれにでもあるだろう。そのときに返ってきた、純粋で誠実な一言に人の心は動く。自分が自分自身を説得に動き出す瞬間である。自費率25%はこうして達成されていく。正に「言葉がもつ大きな力」といえる。

　さらに「必ず行う自費説明」は、もう一つの集団を明確にさせてくれる。それは「どうであれ、保険診療以外は受けない」と決めている受診者の存在を一層明確にしてくれることだ。これもまた重要な顧客認識のひとつである。

　「迷わず保険診療」を明確にしてくれる層も大切な顧客であることに違いはない。治療過程における自費か保険かの選択よりも、治療後も通院するか否かの選択のほうが、医院経営にとっては重要な意思決定場面であるといえる。したがって、治療過程における選択が医院側の意に反するものであったとしても、そこは顧客の意思を尊重し、より

慎重にかつ丁寧に対応しなければならない。なぜならば顧客側にすれば、提案を断ったという事実に対する幾ばくかの遠慮が気持ちの上で残り、その後の医院側の対応への注目度が上がるからだ。ここは医療者の誇りにかけてでも気持ちを込めた対応を心がけなくてはならない。

　勧める自由診療に端から興味を示さない、そういう人たちがいることを受け入れることも大切だ。そもそも最善最適と医院側が思い、それを勧めたとしても全員の賛同が得られるとは限らないことは、もとより自明のことである。

「私は保険でいいです」

　このように明確に告げてくれる人は、実は歓迎すべき対象でもある。二度と自由診療を勧めてはいけない対象者として明確に特定できるからだ。こういう人に自由診療を勧めても勧めるだけ無駄であるばかりか、しつこく言うと悪評が立つ。

「あそこの歯医者、自費ばかり勧める」

　勧める相手を間違えてはいけない。こういう人には保険の範囲内での治療をしっかり行ってあげればよい。

　そして迷う層は当面2通りに分かれる。背中を押されて自由診療を選ぶ組と、迷った挙句、保険診療になる組の2つだ。ただ、**この迷った挙句の保険診療帰着組というのは、自由診療の潜在顧客となる**。いつか機が熟せば自由診療を希望する可能性を秘める層であるので、その旨をデータとして記録し管理していくことが求められる。

収入の安定化へ向けて
―― 患者の育成と顧客の創造（1）――

　自由診療顧客を発掘していくことと併せて重要な働きかけは、潜在患者の掘り起こしによる初診患者の発見とその育成、および潜在顧客の掘り起こしによる定期健診顧客の発掘である。

　その重要性については「歯科医院における顧客の分類（2）」で述べたし、また「潜在患者」と「潜在顧客」の意味についても同項において解説を加えたので、ここでは、その発掘方法について述べてみたい。

　「○○さん、むし歯や歯周病は自覚症状がないと、そのまま放置しておく方が多いものです。ご家族のなかにも気づかないうちに罹患しておられる方がいる可能性があります。いかがでしょう、一度お口のクリーニングを兼ねて歯の健康診断にお越しになっては？　明日にでも私宛にお電話いただければお約束をおとりいたしますので、ぜひ相談なさってみてください。それからお友達のなかで、歯が丈夫だと自慢なさっている方がおられましたら、その方にも悪くならないように定期健診をお受けになるようお勧めください。**こちらの紹介カードを5枚ほどお持ちになって、これをそういう方たちにお渡しいただき、私宛にお電話いただくよう仰ってください。**もちろん、ご家族で歯の悪くない人にもお勧めいただきたいと思いますし、実際に歯の悪い方でしたらすぐに来院をお勧めください」

　このように顧客との距離感が近づいてきた頃合いを見計らって担当スタッフが語りかけるようにすることを勧めたい。またチェアサイドや受付に「歯の悪くない人、悪くないと思っている人に定期健診のお勧め」と題し、上記セリフの趣旨を記したポスターを貼り、その脇にでも「ご紹介カード」を日頃から置いておくと、その働きかけの効果は倍加するので、ぜひすぐにでも実施しよう。

> **point!** 潜在患者と潜在顧客へのアプローチはすぐに始める。だれからもどこからも反感は生まれてこないので堂々と行う

収入の安定化へ向けて
―― 患者の育成と顧客の創造（2）――

　通院顧客へのアプローチから潜在患者と潜在顧客を発掘しようとの試みの次に導入してもらいたい手法がある。それは企業を訪問して歯科健診の重要性を説き、特定の歯科医院に通院していない「潜在患者」や「潜在顧客」の発掘を行うことだ。

　「え！」と思う方も大勢いると思う。しかし、これこそ歯科医院における営業というべきものであり、従来医療機関には存在しなかった"攻めの営業"そのものである。まさに「顧客のやりくり」なる言葉がピッタリくる動きといえる。

　実際に対象とする企業は、周辺に存在する中小企業がよい。もっとも実施しやすくかつ効果の期待度が高い方法は、**通院中の顧客を通して、その人が勤務する企業の総務部や厚生課を訪ねることだ**。紹介があるので門前払いを食らうことはまずない。しかも紹介者である社員がその歯科医院に対し絶大な信頼感と安心感を抱いているならば、一層好意的な展開に期待がもてるので、ぜひ挑戦してもらいたい。

　さらには、近くの介護施設を巡る新規顧客開拓。あるいは内科医院との連携を強化し、糖尿病患者の歯周病治療や、歯周病患者の糖尿病治療など患者の交流を目指した提携交渉など、きわめてやりがいのある仕事が目白押しなのだ。

　ただ、問題はその役割を担う人材であろう。現在の陣容は、どこの歯科医院においてもスタッフはほぼ全員が診療スタッフであり、そのような渉外担当は基本的に存在しない。したがって、仮にそのような動きの重要性に目覚めたとしても、実施に移していくことはきわめて困難と思える。その人材に関しては、第2章で述べることにする。

> **point!**
> 企業訪問による顧客の発掘も検討する価値は大いにある

> ケーススタディ①

資金ショートをどのように回避するか

医業収入増の「ワナ」

　比較的順調に推移しているときに陥りやすいのが、資金ショートである。順調であるのになぜかと訝しく思われるかもしれないが、人生何事も順調なときこそ要注意である。

　それまでの引き締め経営への反動もあって、つい気が緩み何かと支出過多となりがちである。医業収入の豊かさは新たな設備投資意欲をかき立てる。そのこと自体は決して悪いことではなく発展へ向けての基本的要素でもある。

　一方、医業収入が好転するということは、それだけ税負担が増すということでもある。その年の所得税と、翌年の住民税にかかってくる。この税負担増は、地域社会や国家への貢献度増でもあり、考えようによっては誉れでもあるのだが、現実の実感としては「せっかく、少し楽になってホッとしたところへ税金が！」と実に嫌な存在となってくる。

　これを回避しようと、いわゆる節税対策なるものを考え始める。これは一種の快感となる。「節税対策を講じるようなレベルにまでなったか！」というわけである。

　そのような気持ちに応えるように各所から種々対策が持ち込まれる。一つは新しい医療機器の導入である。購入となれば減価償却費が、さらには借入金によるとなれば支払利息が必要経費となり、所得はその分減ぜられ、相応の減税が実現する。また、リース物件として導入を図ることもある。その場合はリース料全額が必要経費に算入される。リース料はリース会社が負担する金利、償却、固定資産税、保険料等が転嫁されて決められるため、一般的には高負担となりその分減税効果も高くなる。

　このとき、開業時に資金調達で苦労をした院長は、収入増により金融機関からの信用力が高まることを改めて実感する。かつては頭を下げてお願いした開業資金の融資。それも担保力の関係から希望額を500万円もカットされギリギリでの調達であったのが、今回は銀行のほうから頭を下げて「設備資金を当行からぜひお借

りください。金利も最優遇レートを適用いたします」と言ってきた。「溜飲を下げる思い」とはまさにこのことを言うのだろう。

　歯科医療サービスの品質を高めるうえで必要な設備投資が行え、さらに節税効果も働き、なおかつ事業家としてのプライドをもつことができる。

　まさによいことづくめではあるが、一方でこういった状況には人間の感覚を麻痺させる魔性が潜んでいる。よいことづくめのなかでつい余計な設備投資にまで及んでしまうことが往々にしてありがちなのだ。

資金ショートに陥る典型的パターン

　歯科医院に伺うと、使っている形跡も使う予定もないような中型小型の機器類が診療室の隅にまとめて置かれてある風景によく出会う。節税対策の一環で無理に購入した機器類が並んでいるケースが多い。これらは医業収入にかげりがみえ漸減傾向を辿り始めると、そのお荷物的存在感が際立ってくるようになる。

　それでも医療用の機器類はまだよい。これが事業とは無縁の嗜好品や投資目的の不動産、最近は聞かなくなったがかつてはすべての歯科医師が手を出したであろうゴルフ会員権や高級外車といったものまで「節税」の名目を強引に被せて購入してしまうことがある。

　しかも現金が手元から減っていくことを嫌う歯科医師が多いため、ほとんどが銀行借り入れとリースによって賄われる。バブル時代がその典型ではあったのだが、景気浮揚策、インフレ政策がとられる現代も、類似した状況が生まれることが懸念される。

　資金調達ができなければ起こり得なかったであろう無理な資産形成も、金融緩和政策のなかでは再燃される危険性がある。ここは「余計なことはしない」「不要不急の設備投資は控える」といった堅実さをしっかり確立し、かつて貸し渋った銀行が手の平を返すように融資話を持ちかけてきても、「そういう立場になった」ことを嬉しく感じるだけに留め置くことを心に誓わなければならない。

ここを間違えて余分な資産形成を進めてしまうと、2～3年後にそれらの不要資産と付帯する借入金の返済負担やリース料負担が大変な重荷となる。負担できる収入が維持できているうちはまだよいが、収入は常に右肩上がりが保障されてはおらず、減少に転じるとたちまち資金ショートを引き起こす羽目に陥る。

　そうなると、必ず起きてくる動きは「運転資金のチョイ借り」である。期間5年以内の小口融資が何本も発生するようになってしまう。仮に収入が減少しなかったとしても、無意味な資産とその負債の存在は精神的な負担となり医院経営にプラスの影響を与えることはない。早晩、収入減へと進む危険性が高く、やはり「運転資金のチョイ借り」が引き起こされることになる。

　このようなお金のやりくりがもっとも稚拙であり、かつ危険である。もしこのような状態になったならば、筆者はこれまで次のような"応急処置"を施すようアドバイスしてきた。

　それは、「資産の売却と残債務の長期一本化」である。**不要資産の早期売却と、対応債務の残債と本業での残債を一本化し、さらに借入期間の延長を図り、余裕のあるなかで本業での再起を期す、**というものだ。筆者はこれしかないと思っている。

資産の売却と残債務の長期一本化

　たとえば、表1のような状態を表2のようにする。

　不要な設備BとCを損切り覚悟の2,000千円で売却し、売却代を残債返済に充てると残債合計は55,280千円となる。そこでこの残債務全額を一括繰り上げ返済するための新たな融資を肩代わり資金として受け、15年返済にすると表2のようになる。

　毎月返済元金は307千円ほどになる。この金額は、当初の開業資金と設備A購入資金の返済元金合計328千円よりも低くなり、当面の月のお金のやりくりはきわめて楽になる。

表1

資金使途	当初借入金	期　間	毎月返済元金	残　債	残期間
開業資金	50,000千円	15年	278千円	33,330千円	10年
設備投資A（必要）	6,000千円	10年	50千円	4,200千円	7年
設備投資B（不要）	10,000千円	10年	83千円	7,000千円	7年
設備投資C（不要）	5,000千円	5年	83千円	3,000千円	3年
運転資金	5,000千円	2年	208千円	2,500千円	1年
運転資金	3,000千円	2年	125千円	2,250千円	1.5年
運転資金	5,000千円	2年	208千円	5,000千円	2年
合　計	84,000千円		1,035千円	57,280千円	

↓

表2

資金使途	借入金	期　間	毎月返済元金
肩代わり資金	55,280千円	15年	307千円

　ただし、これは応急処置の痛み止めのようなものである。痛み止めの効いているうちに抜本的改革を断行し、再度上昇路線に戻さなければならない。そこを理解せず、再び放漫的なお金の使い方をすれば、次は倒産することを覚悟せねばならない。**このようなカンフル剤は二度行われることはない**ことを肝に銘じてほしい。

　この事例に類似したケースがあった。その院長は過去の放漫経営を心底反省し、体力に余裕が出たところで医院経営の方向を根本から変えた。それは財務の健全化ばかりではなく、診療スタイルの変革にまで及び、大きく業績を伸ばすことに成功した。強い意志力によって成し遂げられた素晴らしいケースであった。

第2章

ヒトのやりくり

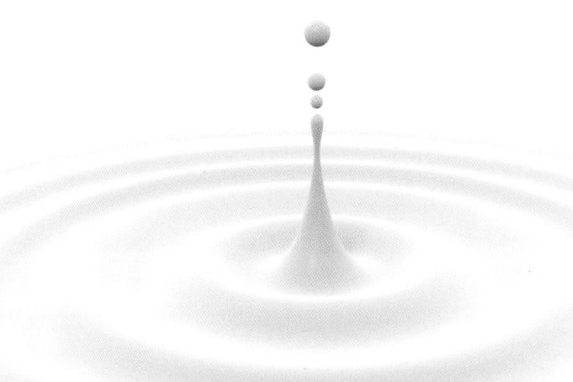

第1章では、お金のやりくりの根本である収入面である売上のやりくり、すなわち「医業収入のやりくり」について述べた。医業収入のやりくりを辿っていくと、それは「顧客のやりくり」であることが見えてきた。顧客の数が少ないと経営が立ち行かなくなるが、多ければよいというものでもない。多すぎることで支障を来す例は数多い。

　大事なことは「質の高い歯科医療サービスを購入してくれる"優良顧客"の人数を安定的に保持し続けること」という観点に立って、顧客のやりくりを行うことであった。

　質の高い歯科医療サービスとはどのようなもので、それはどのようにすれば提供できるのか。第2章では医療サービス提供の担い手である歯科医院側のヒトの問題について取り上げる。

　どのようなヒトが質の高い歯科医療サービスの担い手となり得るのか？　質の高い歯科医療サービスの担い手となり得るヒトは、どのようにして集めればよいのか？　採用したヒトを質の高い歯科医療サービスの担い手へと育て上げるためにはどのような教育をしなくてはいけないのか？　質の高い歯科医療サービスの担い手となったヒトを永く雇用し続けるための方策はどのようにすればよいのか？　女性の職場に付きものの「結婚」「出産」に伴う職場離脱にどのように対処すればよいのか？

　このようなヒトに関する問題は実に多く、その対応は複雑である。しかも、費用のうち最大のウエートを占めるのが人件費であることを併せて考えれば、「ヒトのやりくり」の巧拙は「歯科医院を生かすお金のやりくり」の肝であるといえる。第2章では、この「ヒトのやりくり」について考えてみたい。

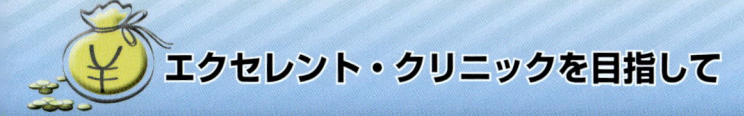

エクセレント・クリニックを目指して

　エクセレント・クリニックとは、どのようなクリニックをいうのであろうか。

　文字や言葉の感じからイメージされるものは、最先端の医療技術を身につけた医療者と最新鋭の医療設備、ミスのない診療システム、わかりやすい説明スタイル、完璧な衛生管理といった医療レベルの高さに、現代的な医院建築や上質なインテリア、ハイセンスな装飾品、礼儀正しく親切な医療スタッフの応対というアメニティの高さが加味されたもの。そのような姿が浮かんでくる。

　歯科医院は、一般の医科の医院と比較してエクセレント・クリニックと呼ばれるにふさわしい医院が多いように思うが、その理由は、歯科医院には「美と健康が得られるところ」というイメージが、近年とみに強くなってきていることに起因しているのであろう。

　「美しさや健康はお金を払えば購入できるもの」という考え方は、新しい時代がもたらした価値観に基づいている。人間の美しさや健康は、本来は日常のあるべき生活態度によって自然にもたらされるものではあるが、科学技術の発展が、より早くそしてより高いレベルで目的を達成することを可能にしたことと、モノ余り社会の現出が投資対象をモノからヒトに変えたことにより、「美しさや健康はお金を払って購入する」人たちを多く産み出すと同時に、それに応える新しいサービスビジネスをも数多く産み出してきた。

　歯科医院は医療機関ではあるが、一方で、時代のニーズに応え勃興してきたそれら新興ビジネスと同じ側面を併せもっており、「医療機関」が有する信頼感と安心感に、「美と健康のためのサービス業」が有する魅力的な価値の両方を兼ね備えた希有な存在価値を認められるようになった。

　このような存在感は、**多くの医療科目のなかでも歯科だけに与えられた栄誉である**。歯科医院はそのことを十分に認識し、新しい魅力的な価値の提供を心掛けなくてはならない。医療としての価値しか提供

できない歯科医院、あるいはそれだけを提供すればよいと考えている歯科医院は、どれほどの名医であったとしても存在感は希薄になっていかざるを得ないだろう。

現代の歯科医療サービスには、社会のニーズを的確に捉え個々の受診者の要望に応えるなかで、新しいニーズを創り出していく感性と努力が必要である。その新しいニーズを創り出すことができたとき、受診者は初めて「ああこういう歯科医院に以前から通いたかった」という思いを感動とともに抱くようになる。そのような感動を与えることができなければ、社会から認められがたいものとなる。

冒頭に掲げたとおり、エクセレント・クリニックを表現する諸要素はいくつもあるが、そのなかでももっとも根本的なことは何だろうか。一般的なビジネスマナーをマスターし、完璧な接遇レベルに達したとしても、そこに医療者としてのホスピタリティが伴っていなければ、受診者の心には何も届かない。洒落たインテリアや最新設備を導入したとしても、受診者の感情を前向きにさせることがなければ、エクセレント・クリニックにはなり得ない。

エクセレント・クリニックを作り上げている表面的な要素は、すべて歯科医療サービス提供者の気質と対応によってよくもなれば悪くもなる。いかに最新鋭の設備も、心安らぐインテリアも、気の利いたシステムも、ホットなハートをもったヒトの手による素晴らしいソフトが加味されなければ、それらは単なる機械であり、造作であり、手順であるにすぎない。

「サービスはヒトの手による」ものである以上、その品質はサービス提供者の気質によって大きく左右されることになる。

point!
「サービスはヒトの手による」
いかに医学と科学技術が発達しても、サービスの品質はヒトに左右される

エクセレント・クリニックの評価基準

「患者本位」という意味を取り違えてしまったとしか思えない、へりくだった表現や応対に出会うことがある。第1章の「"患者様"は一考の余地あり」で述べたことに重なるが、顧客本位な姿勢を前面に出そうとするあまり「患者本位」転じて「患者迎合」に陥り、自らをおとしめている歯科医院をよく見かける。

「患者本位」とか「患者中心」というのは、決して患者を祭り上げてしまうことではない。患者本位に動くということは、患者の目的を正確に把握したうえで、その目的に沿って適切に対応するということであって、患者の機嫌をとったり、患者の無理を受け入れることではない。医療上の目的を達成するためには、「へりくだり」などはまったく不要であり、当の患者はだれも求めてはいないのである。

歯科医院と同じサービス業で、顧客から同じように「先生」と呼ばれる仕事がある。学習塾や予備校の教師である。

学習塾や予備校の評価基準は何であろうか？　それは有名校への合格率で表される。私立の有名中学・高校への合格率や東大への合格率が高いか合格者の絶対数が多いか、いずれにしても数字で表されるきわめて単純な指標によっていてわかりやすい。

ではもっとも評価の高い学習塾や予備校に通えば、目指す有名校に必ず合格するかといえば、そのようなことはない。受験生本人の努力次第ということになり、学習塾や予備校の価値というのは、わかりやすく教える技術の素晴らしさや、試験テクニックのノウハウの豊富さということに加えて、受験生に「努力させること」「努力しようという気持ちにさせること」「努力することにできるだけ楽しみを見出させること」というソフト面の充実にこそあるといえる。

学習塾や予備校では、教える技術や受験ノウハウに長け、なおかつ生徒のモチベーションを高め、生徒を目的地点に運んであげることのできる教師こそ「価値ある教師」であるとして、そのような人材を多数揃えようとしている。いま人気沸騰中の予備校講師が唱える「いつやるの？　今でしょう」という教えなどは、特別に受けを狙ったもので

はない。「努力しようという気持ちにさせる」きわめて真っ当なフレーズだ。多くの生徒に"やる気"を送り続けてきたことがわかる。

歯科医院の提供する価値は、学習塾や予備校のそれと大変よく似ている。治療技術や歯科医学知識が豊富であっても、患者自身に「完治に向かって頑張ろう」「美しさを勝ち取ろう」「再び悪くならないよう日頃から努力しよう」という意欲をもたせることができなければ、世間の評価は高まらない。

そうしてみると、**歯科医院のエクセレント度合いは「初診患者の完治到達率」と、完治した後に定期健診顧客へとランクアップする「完治患者の顧客化率」で判定される**という評価基準があってもよいと思う。

完治するまで通院することに患者が苦痛を感じないように、また完治後も通いたいという気持ちになるように、モノとシステムを適合させ、それらを最大限活かせるような人材を育てることが必要だ。それは患者や顧客に迎合することではない。学習塾や予備校が、その"顧客"である生徒の機嫌をとったり無理を受け入れたりすることなどはせず、目的に対して毅然としているのとまったく同じである。

生徒の習熟度やテスト結果に応じてクラス分けを行い、目標達成に向けたステップアップに意欲を喚起させるシステムに倣い、歯科医院も「顧客のランク分け(4)」で示したとおり顧客のランク分けを行い、「完治率」と「顧客化率」を高める工夫をするとよいだろう。本来の目的を忘れた接客業まがいのヒト・モノ・システムの整備度合いが、エクセレント・クリニックの評価基準ではない。

> **point!** エクセレント・クリニックであるかどうかの評価基準は結果としての数値「初診患者の完治到達率」と「完治患者の顧客化率」

エクセレント・クリニック構成者の資質

　エクセレント・クリニックを創り上げていくのは院長だけではない。勤務医やスタッフも含めた全員である。全員が歯科医療人としてエクセレントであること、社会人としてエクセレントであること、そして組織人としてエクセレントであることが必要である。図で示すと以下のようになる。

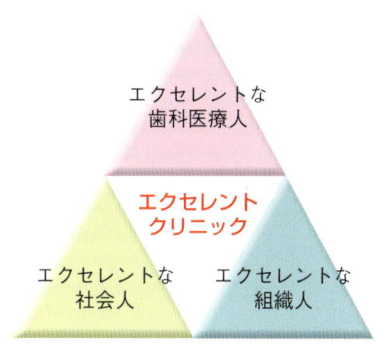

エクセレントな歯科医療人 / エクセレントクリニック / エクセレントな社会人 / エクセレントな組織人

**　すべての職種について、この3点のバランスがとれた人財になるよう教育し、成果を評価し、さらにその3点をバランスよく大きい三角形にしていくようにすることが肝要である。**

　採用に当たっても、この図のようにバランスのとれた正三角形となるであろう期待感を抱かせるヒトを採用する必要がある。

　人事考課もそれぞれの立場や職種に求められるこの3要素の基準への到達度合への評価をもって行うとよい。

　ヒトのやりくりとは人員の不足の補充というような意味ではなく、目標とする高い売上を上げ得るエクセレント・クリニックを創り上げるために、必要なエクセレントな人財をいかに採用し、いかに教育するかという意味である。

> **エクセレント・クリニックを構成する人材の資質**
> **エクセレント ×（歯科医療人 ＋ 社会人 ＋ 組織人）**

向 玲子の現場目線

重要な資質 「聴くスキル」

　私は、多くの歯科医院に伺うなかで、歯科医療に携わる方たちには共通するひとつの素晴らしい長所があることに気づきました。それは、患者さんの訴えを一所懸命に聴いてあげる姿勢に優れている点です。

　「相手の目を見て」、「頷きながら」、「相槌をうち」、「相手の言葉を繰り返し」、「質問を挟みつつ」、「共感的な態度で」聴いてあげることができています。いわゆる「聴くスキル」が身についているのです。エクセレントな社会人に欠かせない、対人関係能力の基本で、とても素晴らしいことです。

　そして最近もう一つ気づいたことがあります。これは短所というべきものですが、せっかく身についている「聴くスキル」が、朝礼のときや、ミーティングのとき、院内研修のときにほとんど発揮されていないという点です。

　院長が全員を前にして訓示する場面、リーダーが注意事項を告げる場面などで、集団の中でだれか一人が話すとき、顧客との1対1の場面では見事に発揮されていた「聴くスキル」が大半の人から消えてしまうのです。

　朝礼であれミーティングであれ、人の話を聴くという状況は、顧客の訴えを聴く場面と同じ「聴く」です。にもかかわらず顧客には「聴くスキル」が発揮でき、院内のミーティングにおいてはできていない。このことは、ほとんどの歯科医院において当てはまっています。これは「集団の一員としての聴くスキル」が不足している現象といえます。

　なぜでしょうか？　おそらく1対1の場面では聴き手は自分一人、100％自分ですが、集団になると聴き手は大勢となり、自分の負担は「聴き手の人数分の1」に軽減されます。その責任が軽減された分だけ「聴くスキル」が発揮されなくなるのだと思います。

　多分、3人程度まで、すなわち30％ほどの負担がかかっている間は、「聴くスキル」は身についたとおり発揮されるようですが、20％以下になってくると消えていってしまうようです。

　集団ではこのような現象が起きやすくなるものです。しかし同じ集団でも、たまたま通りかかって選挙演説を聴いているような、

第2章　ヒトのやりくり

見知らぬ者同士偶然できた集団ではありません。共通の目的をもち同じ目標に向かって進もうとする、まとまることに意味のある集団です。そのような集団の中では**一人ひとりが100％の責任を負う気概が絶対に必要とされるのです**。

この「集団の一員としての聴くスキル」が身につくことでエクセレントな組織人への第一歩を踏み出すことができるのです。

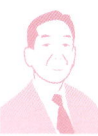

宮原より

一般的に誤解されがちな認識がある。世にいう「営業マン」は口が立ち、話し上手であるという説だ。しかし、筆者の体験から確信をもって言えることは、優秀な営業マンは話し上手というよりは間違いなく聴き上手であることだ。

自社のPRばかりを立て板に水のごとく話す営業マンは大抵の場合成績はよくない。客のほうが聞きたいことに正確に応えていないことが多いからだ。営業は「聴く8割、話す2割」が鉄則だ。顧客の希望を正確に聴き出すため一心に聴くことに集中する。そして顧客の希望の核心にズバリ応えハートを捉える話を手短にする。その聴くと話すの比率が8：2というわけである。

このように、優秀な営業マンは「聴き出し上手」なのだ。歯科医院においてもこの鉄則は生きる。インフォームド・コンセントを意識するがあまり、説明過多に陥ることに注意を向けなくてはならない。

≪聴くスキル≫
①正対する ②頷く ③相槌をうつ
④相手の言葉を繰り返す ⑤質問する ⑥共感する

エクセレント・クリニック構成者の意欲

　働く人間の意欲が、いつの時代も仕事の成果に対する報酬に左右されることは、公地制・三世一身制・永代私有制へと私有度合いが高まるにつれて生産性も高まったという古代農地に対する所有制度変遷の歴史を見ても明らかである。

　一方、「金の切れ目が縁の切れ目」との諺のように、経済的な利害だけの結合ほど危ういものはないことも人間社会の実相である。そのような危うさを乗り越えるため、経営学は経営の本質を多角的に捉えようとする。

　筆者自身が学び、そして伝えてきている考え方に**「外的報酬と称される『給与・賞与』といった経済的な報酬ばかりが労働者の意欲をかきたてるわけではなく、内的報酬としての『承認』が重要な要素である」**というものがある。ローマ帝国の昔より、金で雇われた傭兵部隊よりも志願兵部隊のほうが強かった事実がそれを証明しているとおり、これもまた人間社会の真実である。

　この外的報酬と内的報酬の対比論は、両者の重要度を比較しているのではなく、本人の能力、意欲、考え方を「承認」するという態度や言葉を与えずに、ただ給与面だけを高くしても意味をなさない、という人事管理の本質を衝いた論理であることを理解すべきだ。

　すなわち、報酬は内外ともに高める方向にもっていけるよう能力・意欲・考え方を高めさせることが重要であるが、もし残念ながら組織が発展途上であるがために外的報酬が不十分である場合は、そのことへの理解を示しつつ少なくとも内的報酬だけは高めておかねばならないという論理なのである。

　そこを深く理解せず、その理屈を経済的な報酬を低く抑えたいがために、そのための方便として利用するようなことを間違ってもしてはならない。口外は言うに及ばず思考の中にすら置いてもいけない。そのご都合主義の考えが経営姿勢となり、日々の行動や発言のなかに必ず現れ、従業員の共感を得ることができなくなってしまうからである。「給与・賞与」は「承認」の具体化であり、いわば「承認」そのものである

第２章　ヒトのやりくり

ことをしっかり認識しておかなくてはならない。

　歯科医院においては、外的報酬が明確になっていないところが多い。また内的報酬が十分に浸透しているとも思えない歯科医院も多い。給与体系そのものがそもそも確立されておらず、働き振りを組織的に評価するシステムも整備されていない。歯科医院がもうひとつ大きく飛躍できない業種となっている一因はここにある。

　自分は組織の中でどのように評価され、期待されているのか？　組織の収益に自分の働きはどれくらい貢献したのか？　最近の歯科医院には、これら職場におけるもっともベーシックな重要ポイントを明示する代わりに、大企業に倣うかのように医院のミッションやクレドといった観念的な言葉を掲げたり、院内でのイベント開催などによって組織の結束を図ろうとする医院が多くなっている。

　ミッションやクレドを用意することも確かに大切なことだ。自分たちの仕事の意義や価値について理解を深め、組織としての考え方を目指す方向に向けて統一するための助けとなるからだ。ただ、観念論を掲げる前に現実の待遇面を魅力あるものにすることのほうが先決だ。そして将来の発展を目指した目標が達成されれば、全員が貢献に応じて必ず報われることを明確にしなくてはならない。それを怠ったのでは本末転倒である。

　大企業がミッションやクレドを重視するのは、しっかりした給与体系や退職規定が整備されたうえでの話である。「お金だけでは人は動かないし、社会からの承認も得られない。組織運営にはミッションやクレドが重要である」と言っているのだ。そのことを理解せずに、基礎を固めないまま大企業向けの組織活性論の上辺だけを歯科医院に取り入れても、機能することはない。

point!

ビジネス組織に必要なものとは？
経営者にとってはミッションやクレドだが、
従業員にとっては労働条件。まずそこを固める

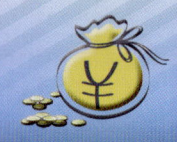

ヒトのやりくりの具体策

　ヒトのやりくりを上手に行うためには給与規程と退職金規程を明確にし、**だれもがその職場での自身の将来に希望を見いだせるようにした上で、優秀な人材を雇用し、組織を活性化させ、収益を高め、貢献者に報いるという好循環を作り出す**ことだ。
　「労働者は生かさず殺さず」などという言葉があるようだが、実に嫌な言葉だ。あるいは「由らしむべし、知らしむべからず」などと、したり顔で言う経営者もいる。この言葉が「従わせても知らせる必要はない」との意味に使われ、これらが組織運営の要諦とばかりに歯科医院経営者にもてはやされているとしたら、良質な医院経営の成立など望むべくもないだろう。
　歯科医院経営者の多くは、将来においてスタッフの厚遇を安易に約束することに漠然とした不安を抱いている。その背景は歯科医院を取り巻く経営環境の劣化と、それを面白おかしく取り上げるマスコミの論調にある。パイが大きくなる期待がなく、パイを取り合うライバル医院は増加していくという縮小均衡へのスパイラルしか見えないとき、同業歯科医院は当然にパイを奪い合うライバルではあるが、奪ったパイを分配するスタッフすらもライバルになってくる。そうなると勢いスタッフへの分配は抑え気味となり、自分の将来に備えた貯えが優先されることになる。
　歯科医院経営者の多くが医院の決算内容をスタッフに公開しない理由のひとつは、このような事情があってのことかもしれない。しかしそのようなことで、ミッションやクレドに名言や美辞麗句を連ねても虚しいだけではないか。だれも本気にはならないだろうし、当然、歯科医院の活性も発展も望むことなどできはしない。

> **point!**
> 経営者とスタッフは組織が得た収益を分かち合う仲間であって、奪い合うライバルではない。もちろん敵でもない

給与規程を明確化しオープンにする

　ディスクロージャーの第一は給与規程の明確化である。世の中には、あるいは組織にははっきりさせずに曖昧にさせておいたほうがよいものもあるし、そういう場合もある。しかし、スタッフにとっては、自らが深くかかわる給与規程が、そのような曖昧模糊とした内容であっては困る。ヒトをうまく使うには、まずこの点の疑念や不信感を払拭しておくことが第一である。

　しかるに現実の歯科医院での実態を垣間見ると、給与に関しては実にいい加減といわざるを得ない。院長の個人感覚に基づく匙加減によって決められていることが多い。これでは個人商店の店主と同じである。しっかりした数値基準と評価基準があり、それに基づいて昇給額が決定されなくてはならない。ひどい場合は残業手当がいつも少なめに計算されているなどといった話もある。

　給与は「職能給」と「諸手当」に分ける。職能給は「年齢給的な要素も含んだ職務を遂行できる能力給」であるので、高校新卒者の職能給が最低額職能給となってスタートするような「給与テーブル」(次ページ参照)をきちんと作っておくことを勧める。

　最低額職能給をいくらに設定するのかは、医院で決めることになるが、一般的相場に倣っておかないとまともな人材は集まらない。その後1年を経過するごとに熟練度が増し技能も向上するので、1号俸ずつ上がっていく。昇給時には当然評価を行うが、大きな組織では院長の目が届かないので中間管理職が一次評価を行うとよい。

　人事考課の結果、「評価点」がある一定以上の点数をクリアした場合には1等級進級する。また進級まではいかないがそれなりの成果が認められる場合は、1年経過の1号俸アップに加え、何号俸か上がる。そのようなことをすべて一定のルールの下に機械的に行う。もちろん、評価には主観が入るものであり機械的には行えない。それだけにできる限りの客観性を加味しなくてはならないのだ。

　手当はあまり余計なものは作らないほうがよい。「通勤手当」「資格手当」「残業手当」「役職手当」くらいであろう。「資格手当」は、その「資

格」の医院における重要度に応じて額に差をつけるとよい。役職手当は管理職手当であるので残業手当との重複はない。

そして最後に重要なことは、**給与テーブルはスタッフ全員に配布し、全員が自分のポジションを認識し、将来に希望をもてるようにすること**である。なお、院長の給与ポジションもこの給与テーブルに基づいて決定することを忘れないようにしたい。

等級	1等級	2等級	3等級	4等級	6等級	8等級	10等級
職階	一般	一般	一般	一般	準管理	管理	経営
役職手当					40,000	80,000	200,000
定期昇給	1,500	1,700	1,900	2,100	3,000	4,000	5,000
1号俸	160,000	170,000	181,000	193,000	258,000	343,000	593,000
2号俸	161,500	171,700	182,900	195,100	261,000	347,000	598,000
3号俸	163,000	173,400	184,800	197,200	264,000	351,000	603,000
4号俸	164,500	175,100	186,700	199,300	267,000	355,000	608,000
5号俸	166,000	176,800	188,600	201,400	270,000	359,000	613,000
6号俸	167,500	178,500	190,500	203,500	273,000	363,000	618,000
7号俸	169,000	180,200	192,400	205,600	276,000	367,000	623,000
8号俸	170,500	181,900	194,300	207,700	279,000	371,000	628,000
⋮	⋮	⋮	⋮	⋮	⋮	⋮	⋮
38号俸	215,500	232,900	251,300	270,700	369,000	491,000	778,000
39号俸	217,000	234,600	253,200	272,800	372,000	495,000	783,000
40号俸	218,500	236,300	255,100	274,900	375,000	499,000	788,000

※5、7、9等級は割愛。なお、等級はさらに細かく区分し、20級くらいにしてもよい。

> point!
> 歯科医院が活性化し発展していくための要件の第一は組織らしい組織にすること。
> 給与テーブルの作成などはそのスタート

退職金規程を明確化しオープンにする

　ディスクロージャーの第二は退職金規程の明確化である。スタッフの定着率が上がってこそ顧客に対する歯科医療サービスの品質も上がる。これは前書『歯科医院を生かすお金のしくみ』9ページの「サービス・プロフィット・チェーン」で、その因果関係について解説してあるのでもう一度振り返ってもらいたい。

　退職金は定着率を高める要因ともなるし、そこに貢献度が反映されるとなると生産性をも高める要因となる。ところが、多くの歯科医院ではこの退職金制度がないか、あっても中身が貧弱でとても定着率に影響するような額ではない。1～2年ももたずに辞めていってしまうスタッフの存在は、ヒトのやりくりに大きな影響を与えている。

　戦力にならない頃、教育を施し外部研修を受けさせ、ようやくそれなりに仕事ができるようになり、これからいままでの先行投資分を稼いでもらおうかと思っている矢先、いとも簡単に退職を申し出てくる。腹立たしいくらいのロスがそこには残る。さらに欠員を募集するコストや再びの教育コストに精神的苛立ちを考えると、ヒトのやりくりにまつわる損失は物心両面にわたって実に多大である。

　辞める理由は様々だろう。そもそも就職動機に確たるものなど何もない人がいることも事実である。そのような人は別として、多くは医療界の一角に身を置く喜びをもっての就職だったに違いない。それが3年も待たずに退職するというのは、個々の事情に加えて先の見通しが明るく見えてこないことに最大の要因があったのではないか。

　学生時代の同級生と会って話しているうちに、労働時間の長さはトップで給料は最低であることがわかってくる。それでも仕事への愛着と幾ばくかの誇りが心を支えていたのだが、何かのきっかけでその支柱が折れることがある。そのような純粋な気持ちをもった普通の若い女性が職場に見切りをつけてしまうのである。

　それでも内的報酬と外的報酬が高ければ辞めないし、10年後か15年後に退職せざるを得なくなったとき、100万円でも200万円でも退職金が支給される、そんな歯科医院であればなおさら辞める率は減少する

だろう。

　ところが経営者サイドにすると、退職金のやりくりに苦しむことになる。大企業と違い零細な歯科医院において退職金をそうそう簡単に準備できるところは少ない。そこで、**国が行っている「中小企業退職金共済制度」（通称「中退共」）の活用をぜひ勧めたい**。概略は、事業主が中退共と退職金共済契約を締結、毎月の掛金を金融機関に納付（実際は自動口座振替）、スタッフが退職したときに、そのスタッフに中退共から退職金が直接払われるという仕組みである。毎月の掛け金は法人であれば損金、個人事業であれば必要経費となる。

　個人事業主である歯科医院の院長の大半は、自身の退職金積み立てとも言うべき「小規模企業共済制度」に加入している。であれば、同じ目標をもつように説いているスタッフにも同様の退職金積み立てをなすべきであろう。

　毎月の掛金は5,000円から1,000円刻みで10,000円まで、12,000円から2,000円刻みで30,000円までだが、掛金と納付年数に応じた基本退職金の額はおおむね以下の表のようになっている。

掛　金	5,000円	10,000円	20,000円	30,000円
5年間納付	304,100円	608,200円	1,216,400円	1,824,600円
10年間納付	632,800円	1,265,600円	2,531,200円	3,796,800円
20年間納付	1,333,300円	2,666,600円	5,333,200円	7,999,800円
30年間納付	2,106,550円	4,213,100円	8,426,200円	12,639,300円

> point!
> 歯科医院が活性化し発展していくための要件の第二は、退職金規程の整備

第2章　ヒトのやりくり

出張旅費規程と慶弔見舞金規程

出張旅費規程と慶弔見舞金規程も整備すべきである。

通常の出張交通費支給基準は実費であるが、私有車を使用した場合の燃料費支給基準は別途定めるとよい。

出張の場合は交通費の支給基準、例えば国内と海外に分け、国内の場合は移動距離何km以上を出張扱いとする、経営職階（経営職階に同行する社員も含む）は、グリーン車、A寝台、ビジネスクラスの利用を認める等といった基準である。

また、宿泊費は役職に応じて差をつけるのが常識であり、さらに宿泊地での差異も当然である。管理職階までと経営職階とで分け、大都会と地方都市に分け、然るべき金額を決めるとよい。また宿泊手当としての定額支給か、限度額までの実費支給かのいずれかを決めるのだが、いろいろな意味で実費支給のほうが健全でよいと思っている。

出張日当も同様に役職に応じて差をつける。日帰りであっても出張扱いとなる場合は日当も支給する。個人事業の院長が受け取れる日当はもちろんないが、管理上設けておく意味はある。

慶弔見舞金は全社員同額であるが、対象者の社員との関係によって差異がつくのが一般的である。以下サンプルを掲載しておく。

出張旅費		一般職	準管理職	管理職	経営職
交通機関ランク		普通車	普通車	普通車	グリーン車
日　　当		2,000円	2,500円	3,000円	4,000円
宿泊代上限	甲地	10,000円	10,000円	12,000円	15,000円
	乙地	8,000円	8,000円	10,000円	12,000円

慶弔見舞金	結婚祝い金	出産祝い金	傷病見舞金	死亡弔慰金
本　　人	30,000円	10,000円	30,000円	100,000円
配偶者・子供	—	—	—	50,000円
父母・義父母	—	—	—	30,000円

各職種のやりくり

　ここまでが事業主としてスタッフを受け入れるための基本的な準備である。**よいスタッフが集まらない、育たない、すぐ辞めると嘆く前に、受け入れ態勢の整備状況をチェックすべきである。**

　さて、スタッフ受け入れの準備が整ったら、どのような布陣で臨むのか、その陣容を決める必要がある。各職種のやりくりを考えるのだが、ドクター1人態勢での治療ユニット3台、予防ユニット6台という1ドクター成長モデルで考えてみる。第1章43ページ「平均的な開業から成長路線への歩き方」の項でシミュレートした数字を参照してもらいたい。

　ドクターは3台のチェアを渡り歩くことになる。必ず1台に1人のアシスタントが担当者として付くが、これには歯科衛生士2人と歯科助手兼整備在庫管理担当の2人が当たる。ただし、当面歯科助手兼整備担当は1人。

　予防ユニットには将来的には6人の歯科衛生士が専任担当として付くことになるが、当初は1台のみの設置であり、対象者も少ないことから専任歯科衛生士は当面置かない。受付は2人だが当面は1人。そして渉外兼相談係が1人、受付兼任態勢で臨む。

　ということで、合計の陣容は、院長1人に、歯科衛生士8、歯科助手兼整備在庫係2、渉外兼相談係が1、受付2の合計14人。

　現在は同程度の規模だと、治療ユニット6台、予防ユニット3台で、ドクターが院長を入れて3人という治療中心態勢のところがまだ多いと思われる。しかし、将来を見通すならば、それは前者のような逆の装備に変えたほうがよい。

　治療機会を増やすか、予防機会を増やすかといった意思の面もあるが、むしろ今後はどちらが増えるかという情勢見通しの面が強く作用する。であれば、明らかに予防機会の拡大を前提とした設備と陣容を整えるべきである。

　現に厚労省のまとめによると、勤務歯科医の平成24年度年収は前年比10％減の679万円であるのに対し、歯科衛生士は7％増の360万円と

なっており、勤務医は"買い手市場"、歯科衛生士は"売り手市場"へと労働需給が変化してきていることがわかる。これは世のニーズに応え、歯科医院経営が予防方向に向きを変えているひとつの潮流の表れであるとみてとれる。

また、近年の口腔ケアグッズの販売傾向がきわめて活性化してきていることや、とりわけ高額商品の売れ行きが好調であることなどから、自由診療による質の高い予防処置が急速に拡大することも予想される。予防用チェアは相応の雰囲気をもった個室としたほうがベターであろう。

部門	設備・人員	開設時	第1到達目標時
治療	治療用ユニット	3台	3台
	歯科医師	1名(院長)	1名(院長)
	歯科衛生士	2名	2名
	歯科助手	1名	2名
	整理清掃担当		
予防	予防用ユニット	1台	6台
	歯科衛生士	0名	6名
業務	受付担当	1名	2名
	渉外・営業担当		1名
	合計	4台 5名	9台 14名

勤務歯科医師に求めること

「腰掛け就職」という言葉は、結婚までの数年をOLとして過ごす一部の女性社員のものというのが一般的な認識だが、開業までの数年をひたすらその準備のために勤務医として過ごす歯科医師もまたこれに該当する。

歯科医師という職業は、いずれ開業するものという前提に立てば「腰掛け」となるのは当然であり、難詰されることではない。しかし、ここで問題にしたいのは「いずれ開業するまでの間」という期間限定の就職形態を指した「腰掛け」についてではなく、組織や業績に対する関わり方にどこか第三者的な無責任さが漂う勤務態度が「腰掛け」的であるという点についてである。

歯科医院は規模の大小を問わず組織として捉えることが大切であるというのが筆者の持論だ。院長をトップに歯科医師、歯科技工士、歯科衛生士、歯科助手、受付といったそれぞれの職種が有機的に関連しながら高い価値を創り出す。これが、"発展する歯科医院"に共通する必須の形態である。

ところが、勤務医という立場のドクターが、ともすると「部外者」的な雰囲気を作ってしまっているケースによく遭遇する。歯科医師としてそれなりの見識があるにもかかわらず、院内の諸問題にやや距離をおいたところに自分自身を位置づけてしまい、「組織の中の一人」として問題解決に取り組もうとしないのだ。この当事者意識を欠いた態度は、その歯科医院の組織力を大きく減じてしまうマイナス要因となっていることが多い。

このようなことが起きる原因は、もちろん勤務歯科医師の個人的資質にもあるが、その多くは院長にある。院長は勤務医に対し歯科医院の管理職として、場合によれば経営陣の一角としての位置づけを行っていないことに起因している。形式的には「副院長」だったりするのだが、権限移譲が不明確であり、院長不在という特別な場合を除いては、院長代理として歯科医院運営を代行させるようなことはまずないというケースが大半ではないだろうか。

何のために勤務医を雇用しているのだろうか。「院長一人では診る患者数に限りがあり、より多くの患者を診るためには自分以外にも歯科医師が必要だから」という、それだけの理由によっているのではないだろうか。つまり「組織の中でマネジャー的役割を果たす立場の人」というよりも、単なる技術屋として見ていることになる。

　本来は、売上に対する貢献に加え、スタッフの技術向上の指導者としての貢献や、副院長あるいは歯科医師としてのリーダーシップなど、組織全体に対する貢献が評価の対象となるべきである。

　このようにリーダーシップを発揮したり、組織の一員として必死になって問題解決にあたったりという、いわゆる"マネジメント体験"こそが、実は開業準備としては症例研究とともにもっとも大切なことである。開業した後、順調に診療報酬額が伸びていったとしても、最も悩み多き部分が組織マネジメントである。

　勤務医時代は、歯科医師としてできるだけ多くの患者に接し、臨床上のあらゆる経験を積んでいくことに最大の努力を傾注すべきではあるが、それと並行して勤務先歯科医院を当事者の一人として、というよりも自分の歯科医院という思いで、活性化させることに全力投球することを忘れてはいけない。

　そして院長は、**勤務医を一人前のマネジャーに育てることをひとつの目標にしてほしい**。勤務医が優秀なリーダーとして育っていく過程は、とりもなおさず自医院がエクセレント・クリニックへと成長する過程でもあることを明確に認識すべきである。

勤務医は形態こそ腰掛けでもよいが、意識と行動は永久就職

向 玲子の現場目線

ある勤務医、感動の責任感

　盛岡市郊外にあるＳ歯科医院のＳ院長とＮ副院長のお話です。お二人は、岩手医科大学歯学部での先輩後輩の間柄ですが、Ｎ先生は2011年３月当時、震災で大被害を受けた岩手県大槌町の歯科医院での勤務をメインに、Ｓ歯科医院ではアルバイトで勤務していました。

　３月11日の大地震に襲われたとき、Ｎ先生は大槌町の医院で働いていました。津波警報が鳴るなか、患者さんを避難させた後、脳梗塞を患っている院長を車椅子に乗せ避難所まで押して行きました。ところがそこにも水が迫ってきた様子を見て、さらに院長を高台の安全な所まで坂道を押して行ったそうです。大槌町の診療所は流されてしまいましたが、Ｎ先生の機敏な行動のおかげで、その院長先生は無事でした。

　正確な情報をつかめないまま一夜を明かしたＮ先生は、翌々日の月曜日に約束していたＳ歯科医院での勤務をどうしたらよいか考えを巡らせていました。それというのも、院長のＳ先生がちょうどニューヨークに出張中だったからです。

　「自分が行かなければ、休診になってしまう。それでは患者さんにもＳ先生やスタッフのみんなにも迷惑をかける。それはまずい。しかし、どのようにして盛岡まで行けばいいのだろうか」

　Ｎ先生の愛車フォレスタはすでに流されてしまっていたのです。

　いろいろ考えた挙句、Ｎ先生は日曜日の朝に「何としてでも行こう」と決意します。

　北上からの帰途、震災に遭遇した私が、ちょうど一関の避難所となった駅前のホテルで二晩を明かした朝、救援に来た家族と会えた頃です。

　Ｎ先生はヒッチハイクでまず大槌町から釜石まで行きました。釜石からは陸上自衛隊のトラックに強引に頼み込んで乗せてもらい遠野まで行きました。ヒッチハイクのハシゴです。

　遠野から盛岡まではタクシーが通っていることがわかり、月曜の勤務が可能であると確信できたＮ先生は、公衆電話からＳ歯科

医院に電話をかけ、「明日の診療は可能」であることを伝えようとしましたが、日曜のため電話にはだれも出ませんでした。とりあえず留守電にだけでも入れておこうと「明日は行けそうです」というメッセージを残しました。

留守を預かるS先生の奥様は、心細くなる一方の気持ちに鞭打って、月曜からの診療にどのように対処したらよいかを考えていました。頼りのN先生とは地震発生以来電話連絡が一切とれなくなっており、N先生の安否も心配だったからです。

「気丈にしていなくては」と思いながらも不安感にさいなまれていたとき、奥様は医院の電話に留守電のランプが点滅していることに気づきます。急いでボタンを押すと、N先生の声が聞こえてきました。

「明日は行けそうです」

奥様の目から涙が溢れ出ました。N先生の無事を確認できたことと、こんなときに大槌町から診療にやって来てくれる。こんな人がいるとは……！　N先生の強い責任感に大きな感動を覚えていたのです。

ニューヨークで東北の大地震を知り、急遽帰国したS先生は、成田から花巻空港まで飛び、その後はタクシーを乗り継いで盛岡に帰ってきました。被害のなかったことに安心するとともに、N先生の責任感溢れる行動にすっかり参ってしまいました。

「行けないと言ったところで、日本中のだれ一人としてそれを非難する人はいない状況下、それでも彼は約束だからと、自分が行かなければ多くの人が困るからといって、通常では考えられない手段で来てくれた。しかも勤務先の院長の生命を助け、そこでの責任も見事に果たしたうえでのことです。このような責任の果たし方を私はいままで見たことも聞いたこともありません」

そう言ってN先生に謝意を捧げたS先生は、勤務先を失くしたN先生を改めて常勤歯科医師として迎えるとともに副院長に任じ、その厚き責任感に応えたのでした。

歯科衛生士に求めること

　受注工事高で上位を行くハウスメーカーは、施工の確かさや耐震性など建築工事の技術レベルに関する信頼性と安心感の高さを誇る会社が多い。そのなかで、とくにアフターフォローの優れている会社は追加工事や少額工事などのプラスαが突出して多く、その額がバカにならないという。

　建物の引き渡しが完了し、工事代金全額の回収が終わった先には、あまり行きたがらないのが人情だ。行かなければ出てこなかったようなちょっとした文句や要求が必ず出て、出費ばかりの手直し工事を行う羽目になるからだ。そこをあえて頻繁に訪問することを義務づけている会社があるのだが、その会社が受注高でトップクラスに迫っている。

　わざわざ電話して呼ぶほどのことでもないが……と思っていたところに「どんなことでも構いません、不具合がありましたら仰ってください」とメインテナンスの担当者がやってきた。痒い所に手の届く対応だ。些細な手直しを頼んだついでに、住んでみて初めてわかる"ちょっとした不便"や"あれがあったら便利"といった生活行動に密着した「ちょっとした改善」を依頼される。それらの工事高は、1件当たりは少額ではあるが、年間でかなりの件数が発生するため相当の額となり、業績に少なからぬ影響を与えるほどだという。

　しかし受注高への影響もさることながら、そのような前向きな発注を引き出すことにこそ大きな意味がある。信頼感と親密感の高まりという精神的な繋がりが強固になり、新規顧客の紹介へと発展するからだ。

　歯科医院における歯科衛生士の役割は、まさにハウスメーカーのメインテナンス部門と同じである。本体工事に該当する「治療」は歯科医師が担当するが、完成後の「メインテナンス」は歯科衛生士が受け持つ。その内容を一言でいえば「むし歯や歯周病のチェックと歯のクリーニング」となるが、それは歯科衛生士の職種が担う責任として行う作業だ。

　一方、歯科衛生士はその医院の一員として組織に対する使命を別途

負っている。それは「顧客の創造」である。ハウスメーカーのメインテナンス担当者が負う使命と同じだ。

ドクターには言いがたいし、また大袈裟に言うほどでもない"ちょっとした不具合"を引き出し、その改善を快く引き受け解決するという仕事である。そのようなキメの細かい対応がハウスメーカー同様、信頼感と親密感の高まりという精神的な繋がりを強固にさせ、その医院から絶対に離れない"永遠の顧客"へと変えるばかりでなく、新規顧客の紹介へと発展することになる。

歯科衛生士はその資格に基づいた専門的な作業を行えばよいと思っているうちは単なるスペシャリストの域を出ないが、**「顧客の創造」に向かうようになることでプロフェッショナルの道に入ることができる。**

歯科医院経営者はとくに歯科衛生士に対してはプロフェッショナルを目指すよう、その期待感を明確にすべきである。それは具体的には、歯科衛生士としての技能面と「顧客の創造」の両面を評価の対象とし、真のプロフェッショナルに値する仕事振りであるか否かを、「エクセレントな歯科医療人」の査定に活用すると、はっきり伝えておくことを忘れてはならない。

優秀な歯科衛生士は間違いなくここでいうところの「プロフェッショナル」の動きをしている。はっきりいえば、プロフェッショナル歯科衛生士でなければ雇用する意味はない。単なるライセンスホルダーとしてのスペシャリスト歯科衛生士を雇用することは、タクシー会社に例えればペーパードライバーを雇用するに等しい。

歯科衛生士の仕事は、患者を育成し顧客を創造すること

歯科助手に求めること

　これからは歯科衛生士の活躍の領域がますます広がる。そのときに歯科衛生士が本来の実力と人間対応力を発揮することが、広がった領域を獲得し収益を拡大することに結びついていく。そのためには歯科衛生士には衛生士業務に特化させることが必要であろう。

　資格を取得し、歯科医療の道を歩むことを決意している意識の高さを買って、スタッフ全員を歯科衛生士で固めている歯科医院もある。全員が持ち回りで受付からアシスタントも含めて本来業務もこなす。それはそれで意味のあるやり方といえるが、肝心の歯科衛生士としての技量に磨きがかかりづらくなることが問題といえる。

　その問題解決のためには、歯科衛生士をアシスタント業務や受付業務から解放することだが、それを可能にしてくれるのが、アシスタント業務を円滑にこなしてくれる歯科助手の存在だ。

　このアシストや助手という言葉の響きが歯科助手の存在を軽くさせているためか、歯科助手が秘める職業人としての能力の高さにかかわりなくその存在を低くさせている現実がある。

　時折、歯科助手という呼称に問題があるからと軽薄な横文字表記に変えている歯科医院をみかける。その気持ちも趣旨もわからなくはないが、当該本人が知人に自分の職業を伝える際に「○○歯科医院でスマイル××を行っている」と言えるのだろうか？　小洒落た横文字を冠せられた木造アパートに住んだ人間が、住居を知人に告げるときに感じる気恥ずかしさと似た感情が湧き、実際には「歯科助手をしている」と言うのではなかろうか。

　ネーミングの問題は中身の充実で解決できる。一つは能力開発と能力活用。もう一つは待遇である。現実の歯科医院では、入って５年目の優秀な歯科助手が、見識もあり教養も豊かであるのに、歯科助手というだけで新卒の歯科衛生士よりも給与が低い、などということが平気で起きている。ここが問題なのだ。

　航空会社で搭乗員は整備員よりも格上で給与水準も上位なのだろうか。結果としては、搭乗に対する危険手当が加味されるため総収入で

は搭乗員のほうが高くはなるだろうが、給与水準での差異はないはずだ。

　建築会社で、一級建築士の資格をもった社員のほうが二級建築士や資格を有さない社員よりも必ず上席に列せられるということはない。逆転現象は当たり前のように存在する。

　不動産会社においても、不動産鑑定士、宅建主任者、無資格者という順番に序列が決定されるようなことはないし、これら資格の有無を以って無言の上下関係が成立することも一切ない。それぞれの得意技がそれなりの職務分担のなかで発揮されているからである。

　しかるに、歯科医院においては厳然たる"身分差"が存在する。実に前近代的な因習と言わざるを得ない。

　歯科助手は歯科医師や歯科衛生士とも同列でよい。上下関係ではなく横の関係だ。誇りをもって「縁の下の力持ち」を演じる役割なのだ。

　もちろん、治療や予防の現場における技術上のことについては歯科医師や歯科衛生士の指示に従わなければならない。しかしそれは単に技術レベルでの話である。歯科助手に期待される仕事は技術上のアシストばかりでなく、院内の衛生レベルの維持や、患者の気持ちを和らげ、前向きにさせるという重要な仕事がある。

　そのためには対人感受性は当然だが、対状況感受性、対問題感受性に優れたジェネラリストが求められる。組織の目的達成のためには、歯科医師に対してでも直言できる正義感の持ち主でなければならない。

　院内の衛生レベルを上げるために、院長に努力してもらわなくてはならないことをきちっと爽やかに言える能力。患者にとって不快な言動を歯科衛生士が行っていたならば、優しく指摘できる能力。これらは歯科医療技術上の資格はなくても、良質な歯科医療サービスを提供する現場においてなくてはならない優れた能力といえる。

　そして何にも増して、だれもがやりたがらない洗い物や清掃といった汚れ仕事を「こんなことは私に任せろ！そのかわりあなたたちは最高の技術を発揮するのだ」と一手に引き受けて、手早くしかも完璧にこなしてしまう、そんな能力をもった人財が歯科助手なのだ。

　「そんな歯科助手がいたらお目にかかりたい」と思う院長の下には、

絶対にこのようなスーパーアシスタントはやってこないであろうし、育つこともない。歯科助手の意識についてはいろいろ言われるが、使用者側が低いと思ってそれなりの対応と処遇しか行わないために、一向に改善しないという悪循環に陥っている面が多いと筆者の目には映る。

　優秀な歯科助手を育成する目標を立て計画を練るべきだ。歯科衛生士の真似事をさせて全体の効率を図ることが歯科助手育成計画ではない。歯科医師、歯科衛生士、歯科技工士といった専門職の技術陣が、心置きなく本来業務に集中できるような、周辺整備業務に喜んで取り組むことができる人財を育てる計画だ。そのような人財は当然高い報酬を得ることになるであろうし、リーダーシップに優れ、包容力のある人であれば、歯科助手部隊のリーダーであると同時に、院内全体のチーフリーダーとしてマネジメントに係わる地位にあって然るべきだと思う。

　そのような展望を明らかにし、場合によったら「消毒・滅菌（洗い物）手当」をつけ、最強の歯科助手部隊を作り上げてもらいたい。いつまでも"士農工商"のような時代錯誤の身分組織から脱皮できないでいると、完璧な「負け組歯科医院」への道を歩むことになるだろう。

> **point!**
> 歯科医師・歯科衛生士・歯科技工士はスペシャリストとして、歯科助手はジェネラリストとして、プロフェッショナルを目指せ

歯科医院の相談・渉外担当係に求めること

　歯科医院の待合室の一隅に「お口の健康相談"お困りのこと何でも承ります"」と書かれた立札が置かれているデスクが目についた。

　聡明そうなベテランと思しきスーツ姿の女性が座って、時折ほんのりした笑みを浮かべながら優しげな眼差しを待合室に送る。

　受付と間違えて近づいてきた初診患者がいる。その女性はニッコリ笑顔でサッと立ち上がり、医院との関わりを訊ねたり自分の役向きを説明したりしながら、洗練された物腰で受付カウンターまで丁寧に誘導すると、受付に向かって「こちらのお客様は初めてご来院いただいた方です。よろしくお願いいたします」と引き継いだあと、「当医院についてのご質問やお口の健康に関することなどなんでも構いません。なにかご不明なことがおありになりましたら、お帰りの際にでもあちらのデスクにどうぞお立ち寄りください」と告げ、きれいに一礼して立ち去った。

　俗にいう「コンシェルジュ」である。横文字の職名をやたらにつけるのは趣味ではないが、コンシェルジュというのは一般名詞であり、理解できる人も多いので許容したい。ただ、問題はその職務内容である。

①歯科医学上の基礎知識

②予防知識

③自医院の強みと弱みへの正確な理解

④健康保険制度の知識

⑤医療費控除などの税務知識

⑥一般常識や社会的出来事に関する知識

⑦一般教養と上質な立ち居振る舞い

　これらを身につけ、だれとでも気軽に話せる親しみやすさをもっていることが要件となる。知識だけ豊富でも話しづらい雰囲気があったのでは用を足さない。

　受付担当者からよく出てくる質問に「話し好きの方の話を聞いていると仕事が回らなくなる。話の途中で相手の気分を害さない上手な断り方を教えてください」というものがある。優秀な受付に共通する悩

みではあるが、受付が歯科医院のなかで負っている業務の大変さを物語る相談事例である。

「歯科医院の受付に求められるもの」の項でも述べるが、受付は事務をしながらの接客・電話応対と内部連携が業務であり、大変に忙しいセクションである。来院者を丁寧に受け入れながら流れるように捌いていかなくては業務全体が滞る。

そこへ治療を終えた顧客がホッとした表情で戻ってくる。よくできた受付であれば、この顧客を見逃さずひと声かけるはずだ。

「○○様、お疲れ様でした。なんだがお顔が明るくなりましたよ」

日頃からなにかと気にかけてもらっている顧客は、このアプローチに緊張感もとれ、顔馴染みの受付スタッフに"経過報告"を聴いてもらいたく話し込み始める。

受付が3人もいるような大きな歯科医院で、話好きな人が楽しそうに話し、3人が愉快そうに笑って相手をしているシーンなどによく出会う。しかしそれでも長時間の対応は土台無理な話で、体よく打ち切られ送り出されるように退出して行くのだが、これがややもったいなく思うのだ。

受付では対応できない部分をカバーし、顧客の訴えや質問に応え、雑多なよもやま話にもしっかり対応する専任者がいれば、消化不良を起こしてやや不満げに退出する顧客の気持ちを救うことができる。その役目を担うのが歯科医院のコンシェルジュである

この顧客のちょっとした心の満足までも満たしてあげるのが営業の原点である。雑談のような世間話そのものには大して意味などありはしない。しかし、雑談にもしっかり対応してもらえた顧客の心には、「この人は私のつまらない話にもいつも嫌な顔をせずに付き合ってくれる」。そのようなどちらかといえば感謝に近い気持ちが必ず残るはずで、その思いを顧客に与えることの意義は実に大きいものがある。

それは医院側のちょっとした頼みごとや提案に快く応じてくれる元を形成することになるからだ。第1章「収入の安定化へ向けて——患者の育成と顧客の創造（1）」で述べたような、家族のなかに"隠れ患者"がいるかもしれないので一度健診に来るよう誘う、そういう提案を気

持ちよく受けてくれるようにするということである。

　さらにコンシェルジュが行う"ちょっとした頼みごとや提案"の第二弾は、企業を訪問して歯科健診の重要性を説き、特定の歯科医院に通院していない「潜在患者」や「潜在顧客」の発掘を行うことだ。

　「○○様、お勤め先の総務の責任者の方に、こちらの『社員のための歯の健康診断』をお渡しいただけませんでしょうか？」

　といえば半分くらいの人は了承してくれるのではないか。アポイントがとれたら会社訪問である。歯科医院からやってきたと聞けば、怪しいセールスでないことは理解できるし、笑顔の素敵な若いスタッフがビシッと決まった髪型で、ダークスーツに身を包み、「歯は全身の健康に深く関与し、社員の方の健康管理の原点になる」などと切り出し、知性溢れる話し方で趣旨を述べれば、必ず興味をもって聞いてくれる。

　近年の歯科の存在感の高まりは、このような新しい展開を可能にしてくれる。最近「食育」に力を入れている歯科医院が増えており、院内に管理栄養士や栄養士が常勤している事例が多くなっている。そのような歯科医院では栄養士の有資格者もコンシェルジュとして適任であるので、そのような展開があることも含めた採用と教育を考慮したほうがよいだろう。

　さらに飛躍的なことをいえば、治療よりもトークに能力を発揮したい女性のドクターもコンシェルジュにはうってつけである。なによりも歯科医師としての知識があり、信頼感を得るには抜群であるからだ。他の歯科医院で受けた治療に対するセカンドオピニオンを求められることがあるかもしれない。そのようなときはまさに出番である。歯科医師免許を取得しながら厚労省の技官の道を行く人もいる。歯科医院における１級のコンシェルジュを目指すことがあってもおかしくはないだろう。

　１級のコンシェルジュにはコンピテンスは言うに及ばず、かなり高いレベルの知的アビリティーも求められる。なにも歯科関連の相談にばかり対応していれば事足りるというものではない。顧客が話していた内容から、それに関連することをさらに調べて、次の機会の会話に備えたり、質問されて宿題となったことを調べたり、朝刊記事のチェッ

クを行ったりと実に多岐にわたっている。

＊＊＊

　地方都市の目抜き通りの多くがシャッター通りと化して久しい。同じ業種でも業態を変えることで客足が戻ることもある。扱う商品の種類は同じでも、商品の中身と売り場と売り方を変えるだけで別の店のようになるものである。ごちゃごちゃした洋品店とブティックは別物である。薄暗い酒屋が明るいリカーズショップになると、新店舗が出現したといって人がやってくる。雑貨屋とコンビニエンスストアは別物である。

　歯科医院は技術の世界であるから、技術レベルの高さが一番ではある。しかし残念ながら、同じようなレベルの高低を見分けることは難しい。痛くなく、丁寧で、わかりやすい説明が一定水準以上であれば、別の要素が人気を分ける。その別の要素のなかでもわかりやすいものにコンシェルジュとコンシェルジュ・デスクがある。あるいは同等の機能を持つ人財の存在である。

> **Point!**
> 時間的制約のなかで不十分とせざるを得ない顧客との重要で親密な対話を、コンシェルジュがドクター、診療スタッフ、受付になり代わって引き受ける

整理清掃係に求めること

　どのような業種でもまた職場でも、清掃係は一段格下のランクに置かれがちである。掃除などはだれでもできるという認識によるものだろう。歯科医院においても然りである。ところが実際はだれにでもできるわけではない。ベストセラー本の中には「整理整頓」や「片付け」、「掃除」といったテーマのものがいくつもある。それだけ多くの人にとって、整理清掃は実に困難な仕事になっている証拠である。

　にもかかわらず、整理清掃係があまり重視されない理由は、経営者が求める整理レベルや清掃レベルの設定があまり高くないことにある。自分が設定した素人発想の整理レベルに甘んじて、それを代行できる人間を低コストで求めるために、必然的にその地位も内容も低位にならざるを得ないのである。

　全国の歯科医院を訪問していつも思うことは、**開設時やリニューアル時に撮った写真で飾られたホームページと実際とのギャップ**である。つまり時間の経過とともに機械器具や諸備品、書類関係が思いのほか増大し、仮に置いた状態がそのままに定着してしまった整頓振りとなっているのである。そのなかで医院の担当者は日々片付け整頓を行っており、内部としては違和感を抱かないのだが、初めて外部から来た人間には異様に映る。このような慣れの状態を「快適ゾーン」と呼び、進歩を阻害する要因として注意を喚起しなければならない状態とされている。

　ここは一段高いプロ仕様の整理レベルを設定し、それに応え得るプロフェッショナルな人財を据え院内全体の認識を新たにさせるよう、整理清掃係に一定の権限を与えれば、院内の整理レベルは格段に向上し、顧客からの評価も一新される。重要なのは目標設定とその実現に人をいかに生かすかということである。

> 経営者の問題意識によって人のやりくりが変わり、
> 人のやりくりによって成果が大きく変わる

向 玲子の現場目線

医院の誇り、町の誇り

　兵庫県相生市にあるＭ歯科医院に一歩足を踏み入れると、そこは癒しの空間であることを感じます。上品な内部の仕上げや控えめな装飾品、落ち着いたBGMなどによってもたらされる効果なのですが、最近はそれにスタッフの言葉遣いと、徹底的に磨き上げられてきたキャビネットやユニット、シンクの輝きが加わったのです。

　訪問コンサルのお仕事をいただいてから６回目のこの日、初回に同行した宮原が成果確認で再び同行したのですが、そのレベルの上昇振りに大変驚き、見学中にいきなり「『小説・Ｍ歯科医院』を書くぞ」などと言い出し、なんと午後の研修ではその書き出しを発表するという、行動に出たのでした。

　そこでその"小説のさわり"を引用してＭ歯科医院の気品のある清潔さを紹介いたします。

　　　　　　　　　　◆

　「明るい陽光が降り注ぐ芝の庭を、１枚ガラスの大窓を通して望む診療室は、山の手の歯科医院にふさわしい独自の落ち着きと気品を保っていた。

　この歯科医院の独特の品格は、もちろん経営者である歯科医師H.M、A.M親子の高尚な人格と趣味によるものではあるが、そこで働くすべての人々の『よい仕事をしよう』との思いが体現されたものでもある。

　大窓に面したユニットで処置に当たる歯科衛生士の右手に握られたスケーラーが翻ったとき、庭にかかる陽を映してスケーラーがきらりと光った。働く人たちの心意気が輝いたかのようだった。

　この医院では、金属製の機械器具にはじまるすべての"光りモノ"が完璧に磨き込まれ光彩を放っている。それは清潔性を信条とする歯科医院においては欠かせない要素であり、医療人としての基本的な嗜みでもある。ワッテ缶、基本セットのトレイ、ミラー、ピンセットなどは滅菌処理が施されていれば、それでよいというわけではない。それらは清潔であることは必要条件であるが、清潔感を伴って初めて十分となるのだ」

第２章　ヒトのやりくり

"光りモノ"の輝きに関しては、以前から着目し各歯科医院で磨き込むよう伝えてきました。気持ちを込めて磨けば、必ず光輝くものです。私は、その輝きを通して、その歯科医院の姿勢のようなものを摑むことができると考えています。

　M歯科医院ではまた、ドクター指示に対する復唱も定着しています。もちろんグローブ・マスクの着脱ルールも明確化されていますし、カーディガンの着用もなくなりました。

　社長は、"小説のはしり"を読み終え、この医院での清潔感や品格をさらに高めることの必要性について気持ちを込めて語りました。それはM歯科医院に勤める人間の誇りになると同時に、M歯科医院のような歯科医院が存在することは、この町の人たちにとっても誇りとなるからというものでした。**自分たちの存在が誇りになっていくことほど人間冥利に尽きるものはないでしょう。**

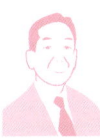

宮原より

レストランでの食事を想像してみよう。テーブルにセットされたナイフやフォークは間違いなくきれいに磨き込まれ、光輝いているはずだ。

　もしこれが、使い古したワッテ缶の蓋のようにくすんで輝きを失っていたとしたらどうだろうか。もちろん洗剤で洗い消毒してある清潔なものであるとは信じつつも、どうにも清潔っぽくは見えない。

　そのとき、その店の料理に対する姿勢やサービスに対する考え方のようなものを感じてしまうだろう。自尊心の高い客であれば自分を軽く見ているのではないかと、怒り出すかもしれない。身だしなみを整えるのはお洒落ではなく、相手に対する敬意の表れであるというのと同じ感性である。

　歯科医院においてもなんら変わることはない。「医療機関は客商売とは異なるからそれは当たらない」などと、もし考えているなら、それは大きな誤りである。

歯科医院の受付に求めること

　歯科医院の受付が日常行っている仕事を列挙する。
① 医院の第一印象を受け持つ。医院の顔
② 来院者の抱える問題点や悩みを引き出せるような初期対応
③ 来院者を気持ちよく迎え入れ、気持ちよく見送る
④ 電話で希望を聞き、受診者と医院双方にベターな予約を入れる
⑤ 来院者と院内スタッフとの連携を図る
⑥ 医院の司令塔として全体の業務をコントロールする
⑦ 会計業務
⑧ 待合室、洗面所の保守管理業務
⑨ 各種提供書類の作成業務
⑩ その他事務管理業務

　これはかなり大変な仕事だ。ホテルのフロントや大企業の受付、デパートや地下街にあるインフォメーションなどで応対する、いわゆる一般の受付業務に比べ、その業務範囲の広さと負っている責任の重さは比較にならないほどだ。
　会社やデパートの受付は、きれいな姿勢とよい表情で来客を迎え、社内各部署への取り次ぎや店内売り場の案内を行うことが、主たるというより大半の業務だ。ホテルではそれに会計業務が加わるが、チェックインとチェックアウトが重ならないシステムになっているので、それぞれに特化した対応が可能である。
　もちろん、仕事というのはどのような内容であれ、外からではわからない大変さと、プロといわれる領域に達するには相応の技術が伴うものであることはわかる。
　何も知らない未経験者に地下街のインフォメーションでの仕事はできない。どこに何の店があるのかをすべて頭に入れておくことは基本中の基本だろう。
　しかし、それでも歯科医院の受付業務に比べるとその業務範囲は限られている。歯科医院の受付業務の8割は事務で、応対業務は2割程

度であろうか。その大変な事務作業をこなすなかで、ホテルのフロントや大企業の受付に負けない応対レベルで来院者に接しようというのだから、これはもうプロの行う仕事だ。プロでないと務まらない仕事なのである。

ところが歯科医院に伺うと、まったくの未経験者や、「これが医院の顔か？」と思われるような無愛想で感受性の鈍い人を受付として従事させている現場に出くわすことがある。経営者の神経を疑ってしまう場面だ。

「歯科医療に直接関与しない部署だから素人でもいいだろう」とでも考えているのだろうか。そうであれば心得違いも甚だしい。

最上級のサービス業である歯科医院で、その第一印象提供の重責を担いつつ相当量の事務を捌く受付に、ずぶの素人や好感度の低い人間を起用しようとする発想はおよそ信じ難い。

歯科医院の受付は、歯科医院での業務の流れを熟知し、事務処理能力に長け、社会人として恥ずかしくない一級の立ち居振る舞いを身に付け、感受性と柔軟性に富んだ、まさにプロ中のプロがその任に当たる仕事なのである。

歯科医院の受付を評価し、そのレベルにA級、B級の区別をつけるとすれば、プロ意識をもった応対ができているか否かを以って判定することになるが、プロとは、だれかが取って代わって同じ品質の仕事を行うことができないレベルで、特別な品質の内容を提供できる人を指す。そして、そのことで顧客に一種の感動を与えることのできる能力をいうのである。

したがって受付が辞めることになったのでハローワークに募集を出し、応募してきた人の中から比較的感じのよい人を選んで新しい受付に就ける。そのようなことを2〜3年周期で繰り返している歯科医院の受付はまずプロの領域に入ることはないので、そのような歯科医院はB級受付がコロコロ変わる安定感のない歯科医院という印象が定着してしまうであろう。

A級受付の要件を整理すると、次ページのようになる。

■A級受付の要件
1．感受性（対人感受性・対状況感受性・対問題感受性）と柔軟性に富んでいること
2．事務能力が高いこと（パソコン操作・読み書き算盤など一般的な基礎学力）
3．好感度の高い立ち居振る舞いが身についていること
4．一般社会人としての教養を身につけていること
5．歯科医療に関する基礎知識を一通りもっていること
6．院長と同じ判断基準をもてていること

　A級受付はその気になって臨めば、必ずできあがる。ヒューマンスキルもスキルという以上テクニカルスキルと同様に技術だ。技術であれば練習をすることで品質が上がる。筆者らの知るA級受付の人たちも天性の受付ではなかった。全員が学習と練習を重ねた結果できあがったA級であった。

　ビジネスでは人の第一印象が勝負だといわれる。歯科医院という組織の第一印象は受付が一身に負っている。いい加減なB級対応をしていては、いかに優秀な技術陣が揃っていても評判を呼ぶ歯科医院はできあがらない。電話を取った第一声で、かけた人間の心を一瞬にして魅了するA級受付の存在は、歯科医院発展のための重要な鍵となるであろう。

point!
歯科医院の受付は、大企業の受付並の応対レベルを維持しながら多岐にわたる事務作業をこなす、プロ中のプロが行う仕事である

院内の歯科技工士に求めること

「歯科衛生士に求めること」で述べたが、歯科技工士は建築会社の中ではどのような位置付けになるのであろうか。通常ゼネコンと呼ばれる総合建設業というのは、セメント、砂利、砂、鉄筋、鉄骨といった建築資材や部材をそれぞれのメーカーや商社から仕入れるか、部門ごとの下請け業者に外注するかして、現場ではそれらをとりまとめて設計図面どおりに仕上げることを仕事としている。したがって、内部に製造部門はもたない。歯科医院もそういう意味では、技工所に外注するスタイルは正にゼネコンと同じである。

ただ、ゼネコンにおいてもちょっとした少額工事や手直し工事などは自前で行えるような体制は整え、迅速対応を行えるようにしている。歯科医院における院内歯科技工士の役割は、もっと大きい存在感ではあるが、このシステムに近い。迅速対応と直接対応が持ち味であり魅力である。

院内歯科技工士はこの持ち味を自覚し、周囲もそれに期待感を表明し、その魅力を顧客にPRすべきである。とくに数年前より活発化している安価な海外技工物の安全性に関する問題点は、顧客サイドには重大な関心事となるはずだ。業界が特殊であるため食品業界のように取り沙汰される機会が少なく、一般には知られていないだけで、事が起きてからでは遅く、一気に信頼感を失うことは目に見えている。

資金的なやりくりから、安全性に欠ける安易な技工物に頼ることは厳に戒めたい。院内歯科技工士は技工室に閉じこもっているだけではなく、もっと診療室に出て、顧客との接触の機会を増やすことを心がけてほしい。そのためには、ドクターや歯科衛生士の考え方もそのように変えていくことが必要である。

そのように考えていくと、院内歯科技工士は当然、院内での一つのセクションであり、共通の考え方や目標をもっていなくてはならない。同じ判断基準の下に連携し合って仕事を進めていくことが求められる。

ところが、現実には歯科技工士はやや別の扱いを受けることが多い。休日や休暇、納会、忘年会といった行事には同じように参加はする

ものの、例えば筆者のような会社が出張で行う院内研修には、参加しないか、または参加しても当事者意識に欠ける参加の仕方をする歯科技工士に出会うことが比較的多い。

不参加というのは当人の意思というよりも院長の考え方や方針である場合が多いが、当事者意識の欠落は本人の取り組み姿勢であり、歯科技工士という仕事に対する考え方である。

建築工事と同じ「請負」という感覚がある。請けた仕事をいつまでに仕上げて納めるかが使命であり、労働を時間で売る仕事とは自ずと性格を異にする。正に"職人"そのものであり、勤務時間もあってないようなものだ。

しかし、そこを一歩出てほしい。「施主の希望に沿って設計士が考えたとおりに黙って建物を作っていればよい」と言われていた建築会社は「請負業」の典型ではあるが、現代はその在り方が大きく変わった。自社に設計部門ももち、研究部門ももち、不動産部門ももって都市開発や災害対策に大きく情報を発信し社会に大きな貢献を成している。

院内技工もまた同じである。「歯科医師から指示されたとおりに作っていればよい」と言われた世界から、**顧客である患者の気持ちにも沿った自分なりの意見や考え方の表明があっていいはずだ**。院内歯科技工士はそういう意味では歯科医師のブレーンでもあり、技術アドバイザーでもあるべきだ。歯科技工士のなり手が少なくなりつつあるいま、腕のよい人当たりのよい歯科技工士は稀少価値になりつつある。狭い部屋から雄飛することを目指してもらいたい。

> **point!** 院内技工はこれからの歯科医院に重要な位置づけとなる。さらに優秀な歯科技工士の存在は歯科医院価値を高める

退役したかつての名医に求めること

　高齢社会の特徴は、社会を支える現役世代よりも、支えられる退役世代が多くなることだ。寿命が延びることは喜ばしいことではあるが、ぶら下がりの世代が増えすぎることは、社会を構成する姿としては不健全である。

　社会政策的にさまざまな手が打たれつつある。そのひとつに企業における定年の延長があったり、現役時代培ったノウハウや技術、そして得難いさまざまなネットワークを生かした再就職があったり、あるいはまた退職金をつぎ込んでの起業といった冒険的なチャレンジを支援する制度が生まれたりということが活発化している。

　一方、歯科界での高齢者対策はどのようになっているのだろうか？　次世代への事業承継がスムーズに運ぼうとしている医院もあれば、親子経営はうまくいかないといった声もあって、高齢院長が都心の診療所で一人細々と医院経営を続けていたりする。

　「冗談ではない！」と怒られるかもしれないが、高齢者の院長はリタイアすべき時期を間違ってはいけないと思う。引き際は大事だ。

　血縁関係の有無にかかわらず若い世代に経営権を譲り、晩節を汚すことなく悠々自適の生活に入ることを勧めたい。

　ただ、自宅に引きこもっていてはだめになる。また、いままで培ってきた経験が無駄にもなる。そこで**若い世代が経営する医院に「相談役」あるいは「顧問」といった肩書で再就職してはどうかと考えている**。

　長幼の序の厳しい歯科界ではあるが、若い院長は敬意をもって迎え入れ、かつての上司あるいは恩師を「相談役」として活用する勇気をもつべきだ。仕事の内容は、それこそコンシェルジュの相談役などうってつけであろうし、急患対応でもよし。若いスタッフへの教育研修教官であってもよい。これも歯科医院が組織として成長するための大きな要素ではないかと思っている。

向 玲子の現場目線

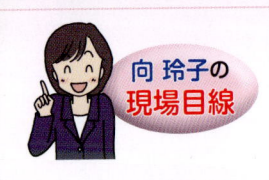

がんと闘いながら「相談役」を全うした名医

「相談役」というと、2011年1月に亡くなられた愛知県常滑市の医療法人真稜会アイデンタルクリニック理事長の井上好平先生を思い出します。

大腸がんが発見され、すでに手遅れだとして余命半年を告げられたにもかかわらず、悩みも苦しみも心配もいっぱいあったことと思いますが、そのような素振りは微塵も見せず、月1回の院内研修には必ず出席され、基本線がぶれないようなサジェスチョンをときおり与えておられました。忘年会にも必ず参加され、だれよりも愉快に大きな声で笑っておられたお姿が今でも思い出されます。

歯科医という職業に誇りをもちながらもどこかに謙虚さを感じさせてくれた理事長は、患者さんとスタッフを心から大切にしているのが傍目にもよくわかるほど、人に優しく接することのできる方でした。私に対しても優しく接してくださり、いつも敬語で話しかけていただきました。礼儀正しく粋で素敵な男性らしい男性でした。

半年といわれた余命を3年も伸ばした理事長、3年間いろいろ教えていただくことばかりでした。現在の診療所が完成した直後に行われた院内研修での理事長のお言葉が忘れられません。新たなスタートを切るにあたり、どのような医院を目指すかを全員で討議し合い、コンセンサスを得ようとするなかで、理事長が言われた言葉です。それは、「競合先からはどのような歯科医院として見られたいか」という質問に対する回答として出されたものでした。

一般的な目標として掲げられる内容としては、言葉上の差異はあるものの、概ね「目標とされる」「お手本となる」「羨望の的となる」「かなわない」といった、どこよりも凄いナンバーワン歯科医院として同業者から認められたい、あるいは屈服させたいといったものが多いのですが、井上好平理事長はだれも思いもよらなかった発想を到達イメージとしてもっていたのです。それは

「スタッフ全員が人間的な成長を遂げている素晴らしい医院として見られたい」

第2章 ヒトのやりくり

というものでした。社長はそのときの模様を会員向けの月例レポートで次のように記しています。

「私はこの言葉に打ちのめされていた。この人は一体どういう人なのだ。祖父が始めた歯科医院を三代目として守り通し、我が子に継承させたばかりでなく、どこに出ても恥じない立派な考えと技術に裏打ちされた、市内近隣に燦然と輝くような新医院の建設を下支えしたにもかかわらず、そのことには触れもせず、競合先が我が医院のスタッフの能力を、それも人間的成長について褒め称えることをゴールとして心に抱くとは……。常人ならば、余命わずかと宣告されたなかでは、息子たちへのバトンパスの成果としての新医院の落成を自らのゴールとするのではないだろうか。普通なら『祖父よ、父よ、見てくれ』心の中でそう叫ぶと同時に、成し得なかった同業者からの『羨望』を一身に受けることを望んだとしてもだれも咎めることなどできはしないだろう。私は、自分がその立場にあったなら、もとより泰然自若として日々を過ごすことすら自信がないが、同様の問いかけに対して答えるならば、直接的に新医院の自慢はしなかったとしても『外見ばかりではなく中身も立派な歯科医院』などと謙遜めかしながらも、この快挙に触れずにはおれないように思える。ところが、そんな思いなど毫もなく、同業歯科医院の院長からはただスタッフの人間的成長を褒められたいというのだ。それはあたかも、『医院という建物は、医術を施す人間が修養を積む場にすぎない』と言っているように聞こえたし、『スタッフの人間的成長を実現することがひいては患者の利益を守ることとなり、医院経営者が等しく目指さなければならない心得である』と訴えているようにも聞こえた」

人を愛し、人との交わりを何よりも愛し、そして多くの人から愛された理事長、3代目として引き継いだタスキを見事に渡されました。決して長いとは言えないかもしれませんが、素晴らしい人生でした。

そして病に倒れてからの理事長は、院長の相談役でもあり、スタッフの相談役でもあると同時に、待合室で患者さんたちと語り合う姿はまさに患者さんの相談役でもありました。

ケーススタディ② 個人的な努力による収益貢献とは

「私にできる収益貢献」

筆者らの会社が行っている訪問コンサルティングプログラムの基本形を紹介する。

実施月	テーマ	コンサルティングカリキュラム 10:30〜12:30	14:30〜17:30
1月目	『重点ターゲットSWOT分析』を行い、優良顧客を育成し増大させるための具体的な方策を全員で討議し決定する。	2時間業務観察	重点ターゲット決定
2月目		〃	『脅威』の討議
3月目		〃	『機会』の討議
4月目		〃	『弱み』の討議
5月目		〃	『強み』の討議
6月目		〃	SWOTのクロス分析
7月目	重点ターゲットの期待に応えられるエクセレントな歯科医療人とハイレベルな組織人を作り上げる。	2時間業務観察	当面の改善点
8月目		〃	電話応対指導
9月目		〃	受付応対〜誘導
10月目		〃	チェアサイドの応対
11月目		〃	院内連携
12月目		〃	コミュニケーション

これで1年目のプログラムが終わると、引き続き契約延長となり2年目に入ることが多くなる。

2年目はさらに組織としての進化をめざし、スタッフ全員の当事者意識の醸成やプロ意識の徹底、さらには提案力や説得力の強化といったプログラムを提供している。

そのなかに「お金のやりくり」に資する内容のものがある。「私にできる収益貢献」というものだ。医院の利益を上げるためにそれぞれが自分の持ち場で、自分の職種において、また自分の経験年数に応じてできることは何かを考え、小グループの中で互いに討議し合い、相互に確認をすることで実行を促し、成果に結びつけようとするものである。

具体的には、「この半年間に自分が貢献できること」を「収益面」と「経費面」に分けて書き（上段左側）、それを他のチームメンバーに回していき全員からのコメントをもらい（下段）、そのことについて討議し、最終的な貢献目標を「収益面」と「経費面」両方に清書する。（上段右側）

私にできる収益貢献			
貢献できること	収益面		
	経費面		
チームメイトからの期待			

　このシートを完成させることで、**日々の動きが大変意欲的になるという効果が得られる**。実際「1日に必ず2人以上に、何か口腔ケアグッズを買っていただく」という目標を立てた歯科衛生士がいたが、実際には平均すると4.5人に買ってもらい、1人平均400円になった。意識することで提案回数が増え、説明も要領を得るようになり成果が上がったわけだ。
　また、「不必要な個所の照明や空調をこまめに消す」とした歯科助手がいた。このようなことは院長がやや言いづらい面もあるので放置されてしまうことが多いが、**スタッフが率先して日々励行すると経費削減に繋がる。**

「全員参加型」のやりくりへ

　お金のやりくりとは、大きなことを一気に、また劇的に行うことではないし、そのようなことで成果に結びつくことはない。また院長が神経質に指示を与えて行うべきものでもない。

　このようにスタッフ全員が日々のちょっとした注意や、心がけによってわずかずつ効果を上げ、その意外な成果に気づくことでさらに大きな売り上げ増や、コスト削減につなげていく。お金のやりくりの原点はこのような全員参加型の中に存在するのである。

　「昨晩、消毒室の照明がつけっ放しだった。だれだ見逃したのは！」院長が毎日こんな叱責をしたり、細かいことを指示したりしているような歯科医院では、医院の成長は望むべくもない。院長たる者は、半年ごとの結果数値によってスタッフの努力を讃え、あるいは奮起を促し実効を高めていく、そのようなリーダーシップを発揮しなくてはならない。

　そして院長自身の収益貢献目標はさらに重要である。院長は自分個人のお金と、事業体である医院組織のお金を明確に区分し、自分も組織に属する一員として医院の収益拡大に貢献しなくてはならない。

　とくに経費面での目標は大切だ。個人事業では医院と院長は税務的には一体ではあるが、管理面では明確に分けておくことが賢明な経営者への道である。

　例えば、医院としての交際費のうち、院長はいくら、副院長はいくら、チーフはいくらと決めておく。副院長やチーフは交際費というよりも労務管理費であったり、会議費であったりといった使い方になると思うが、それも必要であり、院長にも必要である。

　このあたりがしっかりできていれば、お金のやりくりにそう苦労することはない。自分のお金も医院のお金も一緒くたにしてしまうところからやりくり苦労が始まるのである。

　院長もぜひ、「私にできる収益貢献」を全員と一緒に行ってもらいたい。

第3章

モノとシステムの
やりくり

最後のやりくりは、モノとシステムである。医業収入のやりくりもヒトのやりくりも基本は人間相手であったが、モノとシステムは人間ではない。言葉も発しなければ意思表示もない。そもそも感情がないのであるから、乱暴に扱おうが捻じ曲げて使おうが、クレームも起きない。所有者である歯科医院経営者の自由、勝手である。

　しかし、実はそこに大きな問題が潜んでいる。自由に使えて、勝手に扱えるということは、使い勝手がよいとなるのだが、それだけにそれを所有し管理する経営者の能力と意欲と考え方が、そこに色濃く反映される。

　それらを活用するうえでの能力も高く、意欲も旺盛で、考え方も全うであれば、モノもシステムもそれらが本来的に有する機能以上の力を発揮するが、能力や意欲が欠落し、考え方が卑小であれば、それに比例してモノとシステムの品質は劣化する。

　モノもシステムも所有と管理は院長ではあるが、使用するのはスタッフであり、その使用目的の対象となるのは顧客である。そのことを考えれば、これらは第１章と第２章で述べた「医院収入のやりくり」「ヒトのやりくり」の品質にきわめて深く関わっていることがわかる。

　そのような位置付けにある第３章は、独立した３番目のテーマではなく、実は前の２つのチャプターを受け、それぞれのテーマをハイレベルで実践していくための具体的方法論の性格を有している。

　したがって、まとめの章としての意味もあり、いくぶん重複する箇所もあるため煩わしく感じるかもしれないが、それだけ重要な位置付けにしたいと思った結果であると理解願いたい。

歯科医院のモノとシステム

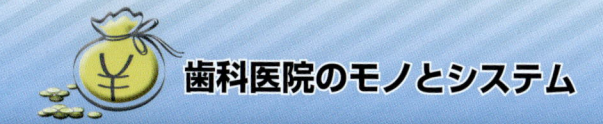

　歯科医院におけるモノの領域については、歯科医療サービスの根幹をなすきわめて重要な部分である。自分の得意技を十二分に発揮できる装備にしなければならない。**お金の面でいえば、他の部分はできる限りやりくりしてでもモノにこそお金をかけるべきである。**

　もうひとつのシステム面は、歯科医院を円滑に運営していく諸々の仕組み、制度、手法である。大きく分けて次のように分類される。

- ①顧客支援システム
- ②アポイントシステム
- ③診療時間管理システム
- ④スタッフ支援システム
- ⑤事務管理システム

これらも患者を育成し顧客を創造していくために、またスタッフの定着率を高め生産性を上げるうえで、すべてきわめて重要である。

　こういったモノとシステムをやりくりするとは、「モノとシステムをいかに効率よく効果的に扱うか」という命題である。それを左右するのはまさしく扱い管理する人間の能力と意欲と考え方である。

　これらの3要素は、よく「成果の公式」の中で使われる。仕事であれ、スポーツであれ、ものごとの成果を上げるためにはこの3要素がすべて必要であるとする"公式"で、次のかけ算で表される。

$$成果 = 能力 \times 意欲 \times 考え方$$

　この公式は、しばしばスタッフ教育の場において使用されるが、経営者である院長にもあてはめて考える必要がある。3要素の量の程度を問うているのではない。目指す成果を上げるために適正なレベルであるか否か、All or Nothingである。かけ算であるため、どれか1つでもゼロであれば成果はゼロである。このことを忘れずにおきたい。

> **point!**
> モノとシステムの効率的で効果的な運用にもっとも必要なものは、モノとシステムを活用する院長の能力と意欲、そして考え方である

■ ■ コーディネーターとカウンセリング・ルーム ■ ■

　クリニカル・コーディネーターまたはトリートメント・コーディネーターとコンシェルジュの違いは何かと問われれば、コーディネーターは業務範囲がある程度絞られ、内容が明確になっているのに対し、コンシェルジュには取り立てて焦点を絞った形の業務というものが明確になっていない点だと説明している。筆者の考えるコーディネーター像、コンシェルジュ像である。

　つまり、コーディネーターは、その日に来院する大勢の受診者の中からあらかじめピックアップされた特定の個人に対し、主訴や要望を聞き出しながら最適な治療方法を提示し、理解を得るべく丁寧に説明をする役割である。話が煮詰まれば見積書を作成し、最終的には契約締結にまでこぎつける。

　初診の段階と、ある程度進行した段階と2回ほどそういった対面でのやりとりが発生する。業務遂行場所は一般的にはカウンセリング・ルームとなる。

　初診であれ再診であれ、あらかじめ準備ができるのできちんと準備し誠実に行えば、成果となって返ってくる確率は高い。ドクターももちろん基本的な説明を治療中に行うが、どちらかといえばドクターの場合は一方通行的に行われる場合が多い。チェア上では質問や反論がしにくいという受診者心理が働くためでもあるが、ドクターが長々と話し込んでいたのでは、診療のやりくりがはかどらないという医院側の理由がある。

　そういう意味でコーディネーターの存在は意義がある。ただ、マンパワーが不足がちであるのなら、担当アシスタントが行ってもよい。とくに担当制になっている場合はベターである。しかし、日替わりで担当が代わる場合はかえって信頼感が得られないので、そういうケースに専任のコーディネーターは適合した職務といえる。

　初診時の問診と説明は非常に重要だ。問診票に書かれてあることを読み上げながら機械的に確認していく初診カウンセリングでは物足りない。**必ず、各項目で少し深く突っ込んで訊くという習慣を身につけ**

るべきだ。それは、より正確な情報収集ができるばかりでなく、相手に対する関心の高さの表れとなって相手に響くからだ。

　また、初診カウンセリングでは、医院の方針や考え方と、来院者に守ってもらわなければならないルールや通院心得をしっかり伝達しておくことがもう1本の柱となる。最初が肝心と言われるとおり、ここで明確な医院の意思を伝えておくことで、不良顧客の発生をある程度抑えることができる。下記のように伝えるのだが、言い慣れた口調でサラリと言ったのでは相手の頭には残らない。目を見ながら気迫を込めて言わなくては効果薄となる。

- 最短期間での完治を目指したいと思いますので、治療間隔は基本的に1週間から10日といたしますが、お仕事のご都合など通院可能でしょうか。
- また、治療が終了しましたら大変快適な状態に改善されますが、私どもでは完治はゴールではなく、健康生活へのスタートであると考え、お口の状態のチェックとクリーニングを定期的に行うシステムを整えております。健康生活の伴走者として、ぜひ私どもをご活用いただきたいと存じます。
- キャンセルは基本的になさらないようにご協力をお願いいたします。万が一お越しになれなくなった場合には、2日前までにご連絡いただくようお願いいたします。
- 私どもではスタッフ全員、時間厳守をモットーにいたしており、お約束どおりの時間で始まり終了するよう努力いたしますので、○○様にも遅れずご来院いただきますようお願いいたします。ただ、治療内容やそのときの症状の具合によっては予定時間をオーバーすることもありますが、その節はご理解の上ご容赦いただき、ご協力くださいますようお願いいたします。
- 待合室にはコンシェルジュ・デスクがあり、「お口の健康コンシェルジュ」が常駐しておりますので、何かご不明な点、ご心配なことなどおありになりましたら、どうぞお気軽にお申し付けください。お役に立てるものと思います。

初診カウンセリングはしっかり踏み込んだヒアリングと方針説明など、患者を育成し優良顧客を創造するための初動動作として大変に重要な位置づけにある。繰り返しになるが、決して軽くサラリとこなしてはいけない。また、行う場所は必ずカウンセリング・ルームとする。ということは、カウンセリング・ルームもチェア同様に利用時間の枠を20分刻みで設けておき、事前アポイント制としなくてはならない。

　朝一番、アポイントを9時で受けた初診患者への対応システムのあり方を以下にまとめた。

≪受付の動き≫
- 問診票記入のため約束時間5分前の来院を依頼する
- 5分前に来院した受診者の保険証を預かり、問診票記入を依頼
- 保険証をコピーし、カルテを新規に作成する
- 受診者の書き終えた問診票を預かりカウンセリング・ルームへ案内するとともに、カルテと問診票をコーディネーターに渡す

≪コーディネーターの動き≫
- 受付から受け取ったカルテと問診票をチェックし、下記について事前に調べ、会話や突っ込み質問の簡単なシミュレーションを作成
  ①勤務先について：職種・代表的商品やサービス・規模など
  ②住所を地図で確認、アクセスや周辺の地勢、町並みなど
  ③同年代の著名人
- 調べ物の間はカウンセリング・ルームで待たせておく（この待ち時間がポイント）。そのときの室内の装飾や置いてある資料によって気持ちを前向きにさせる
  ①治療⇒完治⇒定期健診 の流れをわかりやすく解説した資料
  ②素敵な予防ルームで歯科衛生士と笑顔で会話している写真
  ③フォトニケーション＝歯を治して海外旅行を楽しんでいる大きな写真パネル
- 5分ほど待たせてから笑顔で入室。親密感をもって会話に入る
- 20分ほどで問診と説明を終了。問診結果を担当アシスタントに渡す

●　■　●コンシェルジュとコンシェルジュ・デスク●　■　●

　比較的大きな歯科医院の場合、待合室にコンシェルジュ・デスクを設置することを提案したい。受付と一体にしない。受付からは離れ、待合室の中にやや重厚な木製のデスクを置き、壁側を背にしてコンシェルジュが掛ける椅子と、向かい側には顧客用の椅子を置く。

　これだけでも人目を引く。顔馴染みの来院者は近寄ってきて「この机はなに？」と訊ねるだろう。すかさず次のように答える。

> 「はい、コンシェルジュ・デスクと申しまして、皆さま方の健康相談から、当院についてのご質問や治療に向けて不安に思われていることから、治療費のローンや医療費控除など資金のご相談や節税対策まで、幅広いご相談に対応させていただくデスクでございます。申し遅れました○○様、私、このたび"お口の健康コンシェルジュ"を務めることになりました○○と申します。いつでもお気軽にお立ち寄りください」

と言って名刺を差し出す。あとは打ち解けていつもの調子の楽しい会話に発展するに違いない。それだけでもコンシェルジュの仕事としては十分に意味がある。このような人はこれまでもスタッフに気軽に話しかけていたはずだが、スタッフ側にその話を十分に聴き終えるだけの時間がなく、いささか不満が蓄積していた可能性が高い。改めていろいろな情報を収集する機会が増えることになる。

　このようにコンシェルジュは一日このデスクに座り顧客の相談を受け、高齢者の話し相手を務めながら、大勢のファンを作り上げていく。**生産的ではないかもしれないが、広い意味で営業活動の原点である。**

　初めての来院者の場合は、受付と間違えることも十分に考えられる。やむを得ないところだ。そのときは、「受付はあちらです」などと言って受付の方を指し示すのではなく、自分を売り込む絶好のチャンスにしなければならない。第2章「歯科医院の相談・渉外担当係に求めること」の項で述べたことと重なるが、まとめとして再掲する。

> 「あのう、予約した○○ですが……」
> 　受付と間違えて初診患者が来たときは、ニッコリ笑顔でサッと立ち上がり、「○○様、おはようございます。申し訳ございません、こちらはコンシェルジュ・デスクと申しましてお口の健康相談や様々なご質問を承るところでございます。受付はこちらでございます。ご案内いたします」と自分の役向きを説明しながら洗練された物腰で受付カウンターまで丁寧に誘導し「初めてお越しの○○様です。よろしくお願いいたします」と受付担当者に引き継ぎ、「当医院についてのご質問など何でも構いません、何かご不明なことやお話になりたいことなどがございましたら、お帰りの際にでもあちらのデスクにお立ち寄りください」と告げ、きれいに一礼して立ち去る。

　この説明と動きだけで、この歯科医院がどのような医療サービスを提供しようとしているかが伝わる、正に「真実の瞬間」である。
　また、だれも立ち寄らないようなときには、自ら待合室の椅子に掛けている来院者のもとに近寄ってにこやかに話し掛けたり、待たせてしまっているような場合には、

> 「○○様、お待たせいたしておりますようで申し訳ございません。準備の様子を確認して参りますので、もうしばらくお待ちくださいませ」

と対応することで親密感はさらに強くなり、信頼感も増すだろう。
　このようにコンシェルジュはコーディネーターと異なり、その日の特定ターゲットが決まってはいない。したがって、活動すべきシナリオもデータもない。いわば出たとこ勝負である。つまり、**会話を次々と展開させていくことのできる能力の持ち主であることが求められる。**
　また、迅速に情報が得られるようにデスクにはノートパソコンを置き、よくある質問への模範解答、顧客別の情報、質疑応答記録等をデータ化し、検索できるようにしておく。
　しかし、雑談して笑って終わりでは不十分である。その先にビジネスを絡ませなければ満点とはいえない。ひとしきり盛り上がって笑い合ったその後にこう切り出そう。

> ところで○○様、(その後は以下のテーマに沿って打診していく)
> ①家族に"隠れ患者"がいないか、一度全員で健診に来ないか？と誘う
> ②糖尿病の方がいないか？ 歯周病を検査し該当すれば、治療することで糖尿病治療にも好影響を与えるが、家族に患者はいないか？ と尋ねる
> ③勤務先で歯科健診を行わないか？ 資料を担当部長に渡していただきたい、と依頼する

コンシェルジュとコーディネーターは互いに補完し合うか、交代でそれぞれの役を演じるか、いずれにしても、ともに歯科医院での営業活動を受け持つ渉外係である。

同じセクションでそれぞれが知識を高め合い、技能を競い合うようにして成長を目指すことは、医院にとっては何よりも強みとなることだ。才気走った2人が、ビシッと決まった髪型で、ダークスーツに身を包み、揃って企業を訪問し、次のように切り出し、社員の健康管理の重要性を説けば、企業から歯科健診を受注できる可能性は高い。

> 「本日はお忙しいところお時間をお取りいただきまして有難うございます。Ａ歯科医院で渉外・相談係を担当いたしておりますＢと申します。こちらにお勤めの○○様に弊院をご利用いただいており、そのご縁でご紹介をいただき、御社の社員様向け歯科健診のご説明に参りました」

point!
カウンセリング・ルームの設置は必至、コンシェルジュ・デスクの設置は一考の価値あり。コーディネーターとコンシェルジュは、一体となって医院価値を高める

キッズ・コーナー

　カウンセリング・ルームよりもキッズ・コーナーを設置している歯科医院のほうが多いように感じるが、この傾向には慨嘆するしかない。

　カウンセリング・ルームについては、そこを活用する時間的な余裕がなく、新設しても患者を捌くように大量診療を行っている歯科医院では結局無用の長物と化してしまうのだろう。

　ところがそういう歯科医院ほど待合室は混み合っており、とくに子どもを連れた母親が多く集まる傾向にあるため、キッズ・コーナーはほとんどの医院で設置されている。

　カウンセリング・ルームの設置は、上質な治療と優良な顧客を創造しようという意欲の表れとみてとれるが、キッズ・コーナーにはそれらのにおいを直接感じることはない。もっといえば、キッズ・コーナーの設置には大人への我慢の強要を感じることもある。

　子どもを通した母親層への配慮から広がったキッズ・コーナーでは子どもが無邪気に遊んではいるが、時としてはしゃぎすぎが目に余る子どもがいると、他の多くの大人たちは一様に不快になるであろう。

　筆者らは以前からキッズ・コーナーに反対してきた。**歯科医院は子どもを遊ばせるところではない**。それでも比較的広い待合室であれば、別空間となるため喧噪もまだ和らぐが、狭いテナント開業の歯科医院にも申し訳程度のキッズ・コーナーが設置してあるのをよくみかける。もし作るのであれば、キッズ・ルームにすべきである。そうすれば痛みを堪えて順番を待っている大人の受診者に迷惑をかけることはない。それができないならキッズ・コーナーを作らないことだ。

> point!
> スタッフの福利厚生も兼ねたキッズ・ルームは有意義だが、キッズ・コーナーについては一考の余地あり

第3章　モノとシステムのやりくり

■ ■ ■ ■ ■ ■ 事業所内保育施設 ■ ■ ■ ■

　少子化といわれながら保育施設の絶対数不足がいわれ続けてきた。政府もようやく保育所の利用要件の撤廃や施設増を目指す補助制度を整え始めたが、筆者らは院内に保育施設を設置してはどうかとの考えを、かなり以前より唱えてきた。

　黒部市のC歯科医院や、岐阜市のO歯科のようにすでに実行に移したところもあるが、来院者用としても活用しており、その効果はとても大きいものがある。

　問題点は建設コストと運営コストだが、国の助成金制度もあり、諸条件をクリアすれば活用できるので、大いに利用する方向で考えてみたい。事業所内保育施設助成金制度の概要は以下のとおりである。

種　別	助成の対象となる費用	受　給　金　額
設置費	新築・購入・増改築　設計料 賃借物件の造作変更　建築工事費 　　　　　　　　　　内装工事費	左記費用の2/3 限度額2,300万円
運営費	専任保育士の人件費 賃借物件の賃料	左記費用の2/3か 379万2千円の少ない額

　株式会社ワーク・ライフバランス代表取締役社長の小室淑恵氏はその著書『ワークライフバランス　考え方と導入法』（日本能率協会マネジメントセンター）のなかで、事業所内保育施設について次のように述べてその効果の高さを力説している。

　『筆者は事業所内託児施設を整備することを多くの企業に薦めている。託児施設そのものが「既存のそして未来の社員への強力なメッセージ発信」だと考えているからだ。子供が生まれても保育の心配をすることなく、必ず復職できるという安心感は企業への忠誠心とやる気につながるはずだ。復職日を確実に決められる、短時間勤務の必要がなくなるなどの実際のメリットもある。』

適正な診療時間システム

　診療時間は治療内容によって異なりもするし、治療以外にとられる時間も見逃せない。にもかかわらず時間を精密に組み立てていない歯科医院が多い。機械工場ではないので、分刻みの工程管理など意味はないが、ただあまりにアバウトであるのは問題である。

　例えば1回の診療時間は大体が30分で計算されているが、この30分に含まれる活動は診療ばかりではなく、導入、問診、準備、治療、説明、送り出し、片付け、清掃という8工程が含まれる。もちろん治療に要する時間が最多であることは言うまでもない。しかし「1人の診療時間は30分」という頭でいるドクターが多い。ここに時間の遅れが発生する根本原因が存在する。

　導入、問診、準備という前工程に5分、送り出し、片付け、清掃という後工程に5分、都合10分は治療以外にかかることはだれが考えてもわかることだ。そうなると治療時間は説明時間を入れて20分で終えなくてはならなくなる。1回20分ですませる歯科治療とはかなり粗雑なイメージを受ける。やはり最低でも30分はかかるものなのだろう。であれば、逆に1回の診療時間枠は40分にしなくてはならない。

　筆者らは20分刻みでの時間枠を推奨している。簡単なチェックや消毒だけというケースは20分、通常保険診療は40分、自費診療など特別な診療は60分、100分というように区分けすると合理的に進めることができる。

　歯科医院で治療を受ける時間は、顧客が"購入"している時間であることを忘れてはいけない。適当に扱ってはいけない。無駄に延ばしてもいけない。それは「価値ある時間」として正当に評価されるような対応が求められているのである。

---

point!
　診療時間の設定も顧客本位で考える。
　一つひとつの治療、一人ひとりの時間を大切に扱う

第3章　モノとシステムのやりくり

適正な通院間隔システム

はやっている歯科医院は、なかなか予約が取れない。場合によっては2ヵ月待ち、3ヵ月待ちといわれる。新患にとってはこの予約の取りづらさはやむを得ない。それだけ評判のよい"名医"の証でもあり、安心感に繋がる一面もあるからだ。

さらにその医院が自由診療歯科医院であったりすれば、**その歯科医院はブランドであり、その医院の常連客という地位は、ある種ステータスともなる。**できれば、このような歯科医院を目指してほしい。

一方、通院中の再診患者から不満が出る歯科医院がある。次回の予約が3週間先でないと取れないというような、これまた大変はやっている歯科医院だ。しかし、これは新患の予約が2〜3ヵ月先になるのとは違って誉められた話ではない。

歯科医院には当然にキャパシティがあり、受け入れ可能な顧客数には限界がある。たとえば1日480分稼働するとして1件当たりの診療時間が40分でユニット数が3台だとすると、36人が限界である。完治するのに10回通院が必要とすれば、毎週通院して10週間、約2ヵ月半かかる。週5日稼働の場合、180人の顧客が当面の限界顧客数となる。したがって、180人の顧客の治療計画に基づいて、概算の通院予定回数をそれぞれ決めておくというのが、本来あるべきやり方ではないか。仮にほぼ全員が毎週1回ずつ10週間通院すると仮定するならば、途中での中断がない限り約2ヵ月半は新患の予約は入れられないとするのが筋だ。それをその人本位に計画を立てず、表面上空いているからといって2、3週間目から新患予約を受けてしまうと、再診予約が2〜3週間に1回となる。これは完治するのは20〜30週間先、5〜7ヵ月半も先を意味する。だれが考えても顧客本位とはいえないシステムだ。

通院間隔は病状改善に最適な期間とサイクルを設定。
完治予測日、通院間隔・回数を計画し、アポイントをとる

point!

完全予約システム

「完全予約制」は顧客のためを思ったシステムであろうか？　それとも歯科医院のための制度であろうか？　おそらくその両方を考慮して生まれた、両者にとって好都合のシステムであったに違いない。

ところが、いまは「完全予約制」が完全に守られているのは、頑として予約者の権利を守ろうとする硬派の歯科医院か、あまり評判がよくなく、アポイント表に空白の目立つ歯科医院かのどちらかではないか。

来院者数の多い歯科医院の場合は、完全にアポイントが埋まり切っているのに、予約制を無視して来院した人を無理に押し込んで診てしまおうとする。予約制を承知で来院し診察を求めるほうも求めるほうだが、受けるほうも受けるほうだ。

日本のサービス業のなかで、ホテル、レストラン、理美容、鉄道、航空、劇場など予約制や指定席制を採る業種は多いが、満席の状態で客を受け入れるサービス業は皆無である。

それほど歯科医院の**「完全ではない完全予約制」は異例のシステムである**。実際に完全予約制とは名ばかりで、ほとんどの場合が遅れる、待たされるという状況下にある。

この背景にあるのは、医療機関に課せられた「応召義務」であるという。医療機関が患者からの受診の訴えを拒否してはならないことは確かだ。しかし、正当な診療態勢がとれない場合はやむを得ないとされてもいるし、常識的に判断してもそれは当たり前の理屈である。現に、多くの救急病院で受け入れ態勢が整わないという理由で救急患者がたらい回しされている。

まして、戦後間もない頃のように歯科医院が不足している時代ではない。むしろ多すぎることが業界内では問題視され、歯科医師国家試験の合格ラインを上げている時代であり、世間からはコンビニ以上と揶揄されている業界である。A歯科医院がだめなら100m先のB歯科クリニックへ行けばよい状況である。どうしても評判のA歯科医院にかかりたいのであれば「順番を待つしかない」と伝えればよい。

そのような時代に受け入れ態勢が実際整っていない現状で「応召義

務」を持ち出されると、約束時間5分前に来院しながらも待たされている予約患者は釈然としない。むしろ本音は、「応召義務」という大義名分を盾に1人でも多く詰め込みたいという営業判断が働いたのではないかと勘ぐりたくなるというものだ。

　実際には、それほどの下心はない。むしろわざわざ来院してくれた人を無碍に返すのが忍びなかったり、職業上の習性から単純に断れないままに受け入れてしまったりという事例が多いのだが、そのような"善意"がこれからは通じなくなる。

「予約して、わざわざ時間を調整してやってきているのに、10分以上も待たせるとはどういうことかね、君！」

　急患なのに診ないのかとクレームを言うやや強面の人間より、このような不満を申し立てる善良な紳士のほうがこれからは確実に多くなる。そこを読み違えないほうがよい。

「多少待たせることにはなるが、うまくやりくりすれば急患も診れる。10分くらいなら文句はでないだろう」

　従来はこのアバウトな感覚が通用したが、これからは難しくなる。

　予約をしているレストランへ時間どおりに行ったところ、

「少し前に飛び込みのお客様がお越しになり、空腹で倒れそうでしたので先に食事をしていただいています。空腹を満たすだけですのですぐに空きます。そういたしましたらご案内いたしますので、少しお待ちください」

　そのように言われて怒らない予約客はいないだろう。

　新幹線に乗ったところ、自分が予約してある指定席に他の客が座っていた。車掌に事情を尋ねると、

「とてもお疲れのご様子で、次の駅でお降りになるということでしたので座っていただきました。あと15分だけお待ちいただけますか？」

　そのような理不尽が世の中通用するはずがないのである。医療機関だけは別物という感覚がいままでは強かった。お金を払ってなお、礼を述べる客の存在は医療機関独特のものだろう。それはこれからも変わらない、医療機関に備わる普遍の価値だ。ただしそれは、真摯な態度で臨む患者に対し、重要な1人の顧客として誠意溢れる対応をして

くれたという実績が伴って初めて発生する価値である。すなわち、時間の約束や治療上の指示を守って通院している患者に、誠意ある対応が満足いくかたちで示され期待した結果が得られたとき、相応の医療費の支払いを行うとともに心からの感謝の言葉が発せられるのである。

したがって、患者の律儀な行動を無視するかのような時間の約束に緊張感を欠いた行動に出たときは、大きな不満となって現れる。それはさらに思いどおり満点の結果が得られなかった場合に一層増幅される。**アバウトな時間感覚は真剣味に欠ける態度だと感じ、不十分な結果は真剣味の欠落によってもたらされたと断じる**からである。これからの高齢社会の主役たちは、男女問わずそのような価値観のなかで長年仕事をしてきた世代の人間だ。従来型の「みんなと同じように扱われなかった」「1人だけ不平等感を感じた」ことに腹を立てる、集落の中での"村八分"を忌避する世代とは、根本的に異なることを十分に理解しなくては失敗する。

反対にプロセスにおける対応が誠実であり真剣味溢れるもので、最大の信頼感を醸成しておけば、不幸にして100点満点の結果に至らなかったとしても、それが許容範囲内、すなわち90点以上であれば大きな問題にはならない。

「ありがとうございました。ベストを尽くしていただいた結果ですから何も言うことはありません。あとは今後のメインテナンスで頑張っていきますよ」

いま、日本全国でインプラントに絡んだ訴訟問題が吹き荒れている。未熟な歯科医師によって引き起こされているケースが大半だろうが、経験豊富な歯科医師も少なくはない。しかし、技量の差は比較のしようがないが、日頃から医院を挙げて誠実な対応をしているところでは、多少の問題があったとしてもクレームは起きず、訴訟にまでは発展していないようである。

これからの完全予約制は、本当の完全予約制にしなくてはならない。そのために行うべきことを次にまとめた。

①診療時間の設定を、アバウト30分にしない
②前後の必須作業に要する時間を5分ずつ計10分見積もり、正味診療時間を治療内容により10分、40分、50分と分類し、予約時間枠はそれぞれ20分、30分、60分とする
③急患を受けるのであれば「特別急患枠」を午前・午後1つずつと「当日枠」をやはり午前・午後1つずつを予め設定しておき、そこには予約を絶対に入れないことを守る
④朝のミーティング時に、「本日の急患はどこに入れるか」について打ち合わせ、前後の状況から判断して③の「当日枠」以外に可能な枠があれば指定し、そこへ入れるよう受付に指示を与える。

「特別急患枠」は、当院で治療した結果が思わしくないと訴える通院患者用の特別枠なので、ここはそれ専用とし絶対に空けておく。ここは埋まらなければ埋まらないほうがよいわけで、活用0％が連続何日続いたか、今月は0％デーが何日あったか、今月の活用率は何％だったか等々を記録し、その成果を回顧するのもよい。レセプト枚数の更新記録や大入り日数記録も興味深いが、このような地味な記録も一方では大切にしたい。

---

point!

アポイントシステムは、顧客と医院双方の利益を守るもの。一部の顧客のために崩せば、多くの利益を失うことになる

歯科医院の急患

　歯科医院に「急患」は存在するのか？　という素朴な疑問がある。
　そもそも「急患」とは、突然の体調不良や病状の急変、事故や事件による怪我など大至急手当や処置が必要な傷病者のことを指す。
　電車が駅に停車したままなかなか発車しないでいると「ただいま、お客様のなかに急病人が発生しました」などと車内放送がかかることがあるが、駅員が駆けつけホームの駅務室で介護を行っているという。もっと危険で重大な局面の場合には、救急車によって最寄りの救急病院へ搬送されることになるが、このような急病人を医療者側から表現した言葉が「救急患者」、略して「急患」なのである。
　そういう本来の意味で捉えた場合、歯科に急患が存在するだろうか。稀に、事故や事件で歯が折れて出血がひどく、救急車から歯科医院に搬送されることがあるが、そのような場合ぐらいではないか。
　救急車がサイレンを鳴らして後方からやって来ると、ほとんどすべてのドライバーが車を止めて道を空ける。法律で規定されているからともいえるが、だれしもが「急病人」を救うことに協力しようと思う気持ちがあっての行動だろう。
　電車の場合も同じで、先を急いでいるときに人身事故や車輌故障が原因での緊急停車にはだれもが苛立ちを覚えるものだが、急病人といわれると納得顔が多くなる。
　これはわが国に「急病人や怪我人には手を貸そう」という人道主義が定着している証であり、素晴らしいことではあるが、それだけに人道主義にかこつけたり、人の善意を利用したりするような行為は厳に戒められるべきである。
　予約制を採っている歯科の「急患」は、ほとんどの場合「救急患者」という意味ではなく、次の3つのケースに該当する患者を指している。
①予約も連絡もなく、勝手な都合で「急に来院した患者」
②当日電話をかけてきてアポイント枠に余裕がないのに「今日、診てほしいと言って勝手に来院した患者」
③過去の治療の不具合や脱離など"手直し"のために来院した患者」

つまり、「救急患者」ではないのに予約制の枠や順番に拘束されない「非予約患者」のことを「急患」と称しているのだ。

　もちろん、なかには患者の訴える痛みが歯性感染症のような重篤な歯科疾患に関連する場合もあるので、痛みの程度や発熱の有無など、患者の症状をよく確認したうえで、救急患者に相当するかどうか判断しなければならない。ただし、「すぐに診てほしい」と訴える患者をすべて「救急患者」に含めることには異論がある。

　たとえば、通勤途中の満員電車が駅に停まったまま動かない、「？」と思っていると「ただいま、お客様のなかに歯の痛みのひどい急病人が発生しました」とアナウンスされたとしたらどうであろうか、納得する乗客などだれもいないはずだ。

「歯が痛いくらい我慢しろ！」

　きっと心の中でそう叫ぶだろうし、舌打ちする客もいるだろう。非常識で自分勝手な「急病人」と、甘い対応の鉄道会社の姿勢にあきれて嘲笑が漏れるかもしれない。

　これと似た現象が歯科医院の待合室で起きている。しかもそのような事態が日常的に起きることを前提にした張り紙までが壁に貼られていたりする。

「当院では完全予約制を採用していますが、急患の方がお見えになった場合にはそちらを優先させていただく場合があります。あらかじめご承知おきください」

　このような張り紙など掲示しなくても、救急車で搬送されてきたり、血で真っ赤に染まったハンカチで口を押さえながらやってきた患者がいれば、だれしもが救急車に道を空けたり電車の急病人介護に協力したりするのと同じように、自分の予約時間が割かれることに文句を言ったりはしない。

　ところが、当日の電話で予約枠外に入った「痛みのひどい患者」を「急患」と称して優先診療することがかなり常態化している。その結果、待たされることになる予約患者は、声にこそ出さないものの「歯が痛いくらい我慢しなさいよ、私だって痛いのを我慢して予約日まで待ったうえでこうして来ているのだから！」きっと心の中でそう叫んでい

123

る。痛みは個人の感覚ではあるが、むしろ「我慢」という忍耐力の個人差によるものだ。その声なき声にどうして耳を傾けようとしないのか。

院長が平身低頭して「すみません、急患の方がお出でになったものですから」と優しい声で言えば、

「いえ、お互い様ですから、先生も大変ですよね」などと理解のある返答が返ってくるものだから、その人の善意にあぐらをかいてしまうようなことが平気で行われてしまう。

いってみれば「医は仁術」の言葉の上にあぐらをかいた身勝手な患者と、教養ある予約患者の善意の上にあぐらをかいた歯科医院が、公的医療制度をうまく活用しているのが「完全予約制下における急患対応」の図式に思えてくる。ここは一考を要するのではないだろうか。

改めて急患を分類すると、次の4つに分かれる。

①真の急患：事故や事件等により応急処置が緊急に必要な救急患者
②自称急患：痛みがひどいので至急診てほしいと言って、電話または直接来院した予約外患者
③勝手急患：大きな痛みはないのに自分の都合で急に来院した患者
④補修急患：治療の不具合や脱離などの"手直し"を至急希望する再診患者

すべてを「急患」の一言で括らずに、それぞれに対してどのように対応していくのかを医院の基本方針として決定し、スタッフ全員にその趣旨と内容を伝え、よく理解させておくようにしたい。

> **point!**
> 「すぐ診てほしい」という患者を「急患」でひと括りにせず、患者の状況・状態をよく確認すること

急患対応システム

　前項4種類の「急患」に対してはどのような対応をとるのか、基本方針を決めておくことが重要だ。その医院の基本理念が具体的行動として表現されるところだからだ。

　「だれにどのような価値を提供したいのか」によって急患対応は異なる。たとえば、「健康生活を目指す上で口腔機能の重要性を理解している人に、より前向きな医療と最新情報を提供したい」と考えているならば、まずそういう考え方の人を大切に守り育てていこうと思うであろう。そうすると、しっかりとした情報提供の時間が必要となるし、そのためにはきちんと決められた時間を守っていくことが最低限必要だ。するとその時間を侵害しようとする急患にはどう対応するか、方針は自医院のミッションによって自ずと決まってくるのである。

　もし予約枠もすべて埋めきったうえで、なおやってくる「自称急患」も「勝手急患」も「補修急患」もすべて受け容れる対応をしている医院は、「だれにどのような価値を提供したいのか」が明確になっておらず、「すべての人に来院してほしい」と欲張っているだけなのかもしれない。

　このような医院は結局そのいずれの患者にも少しずつ不満足を与え続けることになり、支持を次第に失うことになる。

　「補修急患」とは筆者が独自につけたネーミングなので、もっと適切な表現に変えてもらいたいところだが、この「急患」は別枠で考える必要がある。

　これは医療者としてもさることながら、技術屋としての責任問題として厳格に対処しなくてはいけないところだ。建築会社にも必ず「瑕疵手直し工事」の担当部署があって、自社施工によって出る不具合には迅速に対応できる体制にしている。

　とくに既往患者に対して、やりっ放しやいい加減な対応をすると、それまで行ってきた最善の治療も細心の注意も一瞬にして崩れ去るという、医院の命取りとなる事態にもなりかねないので慎重な対応が求められる。

　「急患」などという一般的な表現ではなく、医院全体の姿勢を引き締

める効果も考え、前々項「完全予約システム」では「特別急患」と呼んだ。

対応システムとしては、必ず午前の早めの時間帯と夕方遅めの時間帯に30分の「特別急患枠」を設けておくと、出勤前と退勤後の都合に適応できるのでよい。**大切なことは通常の予約患者はもちろん、「勝手急患」や「自称急患」が来てもその枠には絶対に入れないようにすることだ。**

そうはいっても、多くの歯科医院経営者の本音は「既往患者も大切にしたいが、新患も逃したくない」というところだと思う。そうであれば、二兎を追いながら二兎とも逃がさないような予約システムと応対手法をとるべきである。

それは、予約患者に迷惑をかけずに急患もできる限り受け入れていくシステム（下枠内参照）を構築することと、"断り方"の工夫をすることだ。つまり、急患枠を活用しつつ、枠を超えてしまった場合には敢然として断るのだが、予約患者と急患双方を唸らせるほどの効果的な断り方をしようというものである。「断りも営業」といわれるほどの断り方をすれば優良顧客が増える。

そのためにまず行うべきことは、「完全予約制」と謳っているのであれば、「完全」の二文字を完全に削除し、単純な「予約制」とすることだ。"いかにも"なネーミングをつけて不適切な対応をすると、全体がいい加減に見えてしまうので気をつけたいところだ。そのうえで次のように対応することを勧めたい。

1. 「勝手急患」には予約を取ってその日はお引き取り願う
2. 「自称急患」には「当日枠」で対応
3. 「当日枠」を超えた「自称急患」には
   ①改めて予約を取ってもらい、その日は診ない
   ②同じ価値観を共有する比較的近距離にある歯科医院を提携先とし、そこを紹介する
4. 例外的な対応をしない。礼節をわきまえた毅然とした見事な断りは、相手にも不本意ながらの納得感を与えるとともに、

> やりとりを聞いている待合室の既往患者に絶大な信頼感を生む効果がある
>
> 5．「補修急患」は「特別急患枠」で優先的に診るが、当日枠を超えた場合でも診る
>   ①「当日枠」が残っていればそこで診る。
>   ②比較的時間の取りやすい通常予約の時間帯に入れるが、必ず両者に断りを入れる。一般的には「少しお待たせすることになりますが……」と、急患にのみ断っているが、"割り込まされる側"の予約患者にも事前に了承を求めるのが本来の筋。しかし、現実的には困難なので、少なくとも来院時には必ず事情を説明し、ずれ込む予想時間を知らせるのが誠意ある対応。

　競合を勝ち抜くために「差別化」が叫ばれて久しい。「差別化」の要諦は"なんでもあり"の経営方針下、すべての患者に少しずついい顔を向けることではない。**断りも効果的に行えば、差別化実現の要因となり得る。**真の差別化を考えるのであれば、大半の歯科医院で行われていない対応、すなわち「アポイントをきちんと守ること」を励行することだ。万一守れない事態に至ったときは許しを乞い、了解を得られるよう誠実に対応すればよい。それも差別化要因である。

> point!
>
> 質的にも量的にも他医院との差別化を実現していくためには、ある程度の長期計画のもと、患者を医院と価値感を同じくする顧客層に育成していくことが必要

予約制の堅持と経済性

　予約制を律儀に守っていて、果たして医院経営のやりくりをうまくできるのかという疑問が湧くかもしれない。きれいごとを言っていてもせっかくの新患を断っていたのでは来患数は増えないだろうし、「あそこはすぐに診てはくれない」との風評が広がれば、気楽に訪ねてくれる患者はいなくなるとの恐怖感を抱く院長も多いことだろう。

　そこで、1つのシミュレーションを行ってみる。無理な急患の受け入れは行わないパターンと、なんでもありのパターンを比較する。予約制の厳格運用パターンの狙いは単に数を減らして楽をしようというわけではなく、十分な時間を使ってしっかり説明を行い、自由診療比率を高めることにある。

　一方、急患随時受入れパターンは、交渉事による不確かな自由診療獲得に時間を費やすより、確実な保険診療によってレセプト枚数をひたすら増やすことにある。それぞれの志向がある程度成就された姿のシミュレーションである。

	急患随時受け入れ 保険患者の行列志向	予約制を厳格に堅持 自由診療経営志向
1回の診療時間	30分	40分
1日の稼働時間	540分	480分
ユニット台数	3台	3台
1日の最大来患数	54人	36人
年間稼働日数	265日	265日
年間最大来患数	14,310人	9,650人
年間保険患者数	13,861人	8,155人
年間自費患者数	449人	1,495人
年間保険収入	76,235,500円	44,852,750円
年間自費収入	13,470,000円	44,852,750円
年間収入合計	89,705,500円	89,705,500円

このシミュレーションは、まず保険診療主体でどんどん新患や急患を入れて行った場合の年間収入を見通した。診療時間は8時間（480分）ではあるが、予約外の来患を入れるので実際は1時間多く9時間（540分）となる。1人平均30分（実質診療時間は20分から25分）でユニット3台がフル稼働、1日54人を診ると年間実動265日で延べ患者数は14,310人。第1章28ページの計算より保険診療患者数は延べ13,861人、自由診療患者数は449人、診療単価（保険：5,500円、自費：30,000円）を乗じると、保険診療収入は76,235,500円、自由診療収入は13,470,000円で、合計89,705,500円。これが全時間帯全ユニットがフル稼働して稼ぎ出す保険主体経営（自費率15％）の最高額となる。

　この同じ額を自由診療注力経営（自費率50％）で稼ぐためには、保険と自費の来患者数がそれぞれ何人で、1日何時間稼働で1回当たりの診療時間は何分になるかを逆算した。

　そうすると、延べ人数としての自費率は15％となり1日の稼働時間は健全な8時間とすれば、1回当たりの診療時間は40分（実質診療時間は30分から35分）と説明時間もとれる余裕がありそうだ。

　人数での自費率が15％という数字は、1日36人のうち5～6人に相当する。そうなるのには相応の時間を要するが、決して困難な数字ではない。

　なんでもありのやり方に比べれば来患数は1日18人も少なくなるが、その顧客の質には相当な開きが生じる。優良な顧客がコアとなって育っていくことと、保険制度の将来見通しを併せて考えれば、どこに着目し、なにを守るべきかの答えは自ずと明確になるはずである。一時的なもったいなさや、数量の減少に対する不安から、自医院の目指すべき方向性を見失わないようにしたいものである。

point!

> 良質な空間、良質なスタッフ、良質な治療、
> そして約束を守る誠実さがあれば必ず良質な顧客が集まる。
> 焦りはすべての質を低下させる

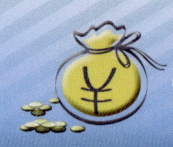

歯科医院の「販売力」の強化

　収入のやりくりを考えるうえで大きな要素となるものが「販売力」である。**歯科医院には技術力こそ必要なのであって販売力は不要だと考えているとしたら大きな間違いである。**技術力が必要なのはいうまでもないが、販売力のない技術力だけの歯科医院は単なるスペシャリストの集団にすぎない。

　歯科医学に関して素人である顧客に対して、歯科医療の真価を知らせてくれ、新しい希望を発見させてくれるのは、技術の価値を魅力的に語り、顧客の生活や仕事に寄り添った適切なアドバイスを送ってくれる歯科医療従事者たちの高い対人関係能力である。我々はその技術力と販売力の両方の能力に惹かれ、期待し、歯科医療サービスを購入するのである。このような対人関係能力を「販売力」といい、その両方を兼ね備えた歯科医院のことをプロフェッショナルの集団と呼ぶ。

　販売力のなかには、交渉テクニックのような、ある種"技"も存在するが、ここでは歯科医療者に求められる基本的なスタンスの重要性について筆者と向 玲子が体験した4つの話を紹介する。

第1話　デパートの紳士服専門店

　スーツを買いにデパートへ行ったときのことである。ブランドごとの専門店が居並ぶなかで、筆者が足を向ける店は40数年まったく変わらない、平凡なアメリカントラッドスタイルの店で、流行りの服や有名なデザイナーの高級服は趣味と懐に合わないので立ち寄ったことがない。

　3店ほど回ったうちの2店にサイズの合う服があり、同じような色柄なのだが、それぞれの店で見つけたどちらかの1着に決めることにした。

　筆者の洋服の買い物は店の傾向がだいたい決まっているうえ、色柄もほとんどいつも同じなので、ほぼその種の店へ行けば気に

入る服は揃っており、瞬間芸のようにして買い物は終わる。その日も両店にあったスーツは価格、色柄、スタイルなどほとんど差異はなく、決め手となったのは、店員の雰囲気だった。

　どちらも30歳代の男性で熱心だったが、ひとつの店の販売員は仕事も含め、生活そのものを楽しんでいるように映ったのに対し、もう一方の店の店員は少しつまらなそうに仕事をしているように見えた。販売に対する熱意は感じられたが、試着したときに見せた共感的表現に差があったように思ったのだ。

　言葉としては、両者とも「サイズもぴったりだし、とてもよく似合っています」だったが、似合う服を購入して喜ぶ顧客に接している自分が、自分自身を素直に喜んでいるのかどうかが分かれ目で、それはその販売員の仕事に対する、あるいは職場に対する愛情の質量によって微妙な差異となって現れるのではないかと思った。

　ジャストフィットした商品に出会えた顧客の感情に自らを重ね、そのことを我がことのように喜ぶことができるのは、仕事をしていくうえでなによりも幸せなことであるに違いない。その幸福感は驚くほどの敏感さで顧客に伝わり、決定的な瞬間となる。

　どちらも商品知識に遅れはとっていない。熱心さも、丁寧さも遜色ない。商品そのものの品質や価格もほぼ同一。そのようななかでどちらを選ぶのかを決定させたものは、販売員の仕事に対する愛着や、顧客の喜びを自分の喜びにできる素直さと、「仕事を楽しむ」かのような、ある種の「ゆとり」ではなかったかと思う。

　静岡で一級の小児歯科「アヒルの子歯科」を経営する塩田雅朗院長が講演で示した、医師の言葉だという引用文が鮮やかに蘇った。

　　『私たちにできるのは、患者が病気を自分のちからで治
　　　していくのを、一緒に喜んであげることだけだ』

第2話　デパートの婦人服専門店

　講演と毎月の院内研修に明け暮れる向 玲子にとって、1年間にスーツを着る日数はおおよそ250日を超すと思われる。いってみれば歯科医院でのユニフォームと同じ"仕事着"といえるが、仕事柄また女性として、数着を着回すというわけにはいかず、比較的頻繁にスーツは購入せざるを得ない。そのような"仕事着"を求めてデパートの婦人服売り場を訪れた向の体験談である。

　具体的な職種まで推し量れはしないものの、向の全体的な雰囲気から、なにか人前で話すような仕事をしていると感じてくれた様子の販売係の女性は、向の期待に応えようと、フィットする服をいろいろ出してきては、一緒になって吟味してくれていた。

　2～3試着してみた後に、一番気に入ったスーツを試着しフィッティングルームから出てきた向を見て、その女性販売員は思わず叫んだという。

「あら～！素敵じゃないですか！」

　わがことのように喜んでくれた表情に向の心は動いた。喜びへの共感が決定的瞬間となったのである。

　さらに向を痺れさせるシーンがそのあと展開される。包装を施されたスーツを紙袋に入れ、件の女性店員がにこやかな表情で向の前に現れ、紙袋を丁寧に手渡しながらこう言って一礼を送った。

「お似合いになる服があってよかったです。どうぞ、ご活躍なさいますように」

　自分も関わって決めたスーツが、とても似合っていたことに素直な喜びを表現した彼女が、最後の別れ際に伝えたかったメッセージは、このスーツを着てどうかよい仕事をしてほしいということだったのであろう。咄嗟の言葉としては、なかなか言えない言葉が決めゼリフとして口から飛び出したのだ。向にとっては正に鳥肌が立つほどの「真実の瞬間」であった。

第3話　靴屋

　クラークスというイギリスの靴のメーカーがある。筆者が40年も前の学生の頃よく履いていたデザートブーツの本家本元である。

　桜木町の駅前に新しくできた商業ビルにクラークスが出店したことを知り、出張帰りのある日覗いてみることにした。広く明るい店内にはいろいろな靴が陳列してあったが、昔ながらのデザートブーツもやはり置かれていた。

　不変の形に思わず嬉しくなり手に取って見ていると、若い女性の店員が近づいてきた。だれでもそうだろうが、私も店員に付きまとわれるのが嫌いで、とくにひやかしで入ったような場合などは店員がくるとスーッと立ち去ることを常としている。ところが、この店員の最初の一言がわが気持ちを店内に留めさせた。

「出張からのお帰りですか？」

　いきなり商品に関する話題ではなく、顧客に対する関心を告げる言葉から入ってきたのだ。

　それからクラークスと自分との歴史、学生時代に出会い40歳になるまでは愛用していたが、その後はしばらく遠ざかっていたようなことや、デザートブーツに対する思い入れなどの話題で会話が弾んだ。関心を持ったように聞いてくれる姿勢に好感を抱くことができた。

「もう30～40年前の話だけどね」

「では、いまの私くらいのときですか？　私の父もこのような靴を履いてくれたら素敵なんですけど……」

　次の瞬間、私は購入の意思を固めて自分のサイズを告げていた。まんまと乗せられたオヤジの衝動買いになってしまったわけだが、その若い女性店員のおかげでよい買い物をすることができたといまでも思っている。

　サイズ合わせの段階では見事な商品知識の披瀝(ひれき)とアドバイスもあり、実際に購入後しばらくしてからアドバイスどおりのフィッ

ト感が出てきたことなど、改めてよい店員であったなと感じている。

　よい時間の流れるなかで気持ちのよい買い物ができた、私にとっては最高の時間となったのだが、絶対に「売りたい」と思っている売り手と、それほど「買いたい」とは思っていない買い手との間には、容易には埋めることのできない「距離」が存在する。売り手側はその距離を埋めなくてはならないのだが、そのためには商品の魅力をただ説くことではなく、買い手に対して純粋な関心を持ち、それを伝えることが重要だ。

「出張からのお帰りですか？」

　ガーメントキャリーを引いたダークスーツ姿の男性を見れば、だれもが出張帰りと思うはずだ。しかし、それを素直に口にするかどうかが分かれ目であろう。

　自分のことに関心を持ってくれた、自分のことをわかってくれた、このような思いが心に湧いたとき、埋め難いはずの距離感は一瞬にして縮まるのである。

第4話　下町のラーメン屋

　気取りのない、ゴチャゴチャした感じで、合い席勝手という庶民派イメージのラーメン屋で、横浜は中華街の近くにある麺恋亭という店の話である。

　会社に近いためときどき利用するのだが、昼時は満席で客が並ぶほどはやっている。店の構えやインテリアからすると値段は意外に高く設定されていて、500円以下のラーメン屋と同じような雰囲気であるにもかかわらず、700〜900円が平均単価という、安さで売っている店ではない。基本的には「うまい」が売りなのだが、もう一つこの店の魅力は「ヒト」だ。

　客の注文を取り料理を運ぶ、いわゆる"客席係"に一人の素晴しい"お兄さん"がいるのだが、これが見事の一語に尽きるほど素晴

らしい動きを見せてくれる。立派な体格に役者のような風貌で大変存在感があるのだが、よく通る大きな声で来店客を次々にさばいていくさまは正に圧巻だ。
　「ご注文お決まりですか？」と訊いたかと思うと、入口に新しい客が来店するのを目ざとく見つけ、
　「いらっしゃいませ！お二人様こちら空いております」と案内するや、途中だった注文の聴き取りに戻ろうとすると、空になったグラスをかざして奥のほうに顔を向けている客が目に入ると、
　「３番テーブルさんお水のお変わりお願いしまーす！」と指示を出すや、再び注文取りに。
　「麺恋ラーメンおひとつですね。ハイかしこまりました。ありがとうございます！」と奥の厨房に大声で注文を伝達する間もなく、並び始めた新規来店客のほうに行き、
　「もうすぐご案内いたします。先にご注文をお伺いいたしますので、こちらをご覧になっていてください」と言ってメニューを手渡すや踵を返し配膳に向かうのだが、客はこの店員の熱意と自分への関心の確かさに無条件に反応し、大半が並んでしまう。まったく手品師のように客の心を引きとめてしまうオールマイティーなフロアマネジャーなのだ。のちにわかったことだが、彼は店長だという。
　あるとき早目の昼食をと思い、11時過ぎに行ったときのこと。
　一杯のラーメンを食べ終わった頃、買い出しに行っていた店長が自転車から降りて店に入ってきた。
　私の顔を見ると、
　「いらっしゃいませ、いつもありがとうございます」
　常連のような挨拶をされるのもやや複雑な心境だが、〈さすがだ！〉と思いながら、会計のために立ち上がりレジ方向に歩きだすと、店長はすかさず会計係に変身。
　「ありがとうございます、塩ラーメンおひとつ800円頂戴いたします」

千円札を渡してお釣りをもらい、「ありがとうございました」と言われた次の瞬間、信じ難い言葉が発せられた。
「こんな格好で失礼いたしました」
　小雨交じりの空模様だったその日、雨合羽を着込んで出かけた彼は、店内に入ってからもまだそれを脱いでいなかったため、客の前に出るには不適切な身だしなみであったことを恥じ、なんとそのことを詫びたのである。
〈1食800円のラーメン屋じゃないか！　それが「こんな格好で失礼いたします」だって？　どんな外食チェーン店でも言わないぞ、そんなセリフ！　なんて凄いんだ！〉
　気働きも、目配りも、咄嗟の判断力も、教養ある対応も不要、ただ手足となって動いてくれるだけの人間を求めて募集を出せば、人件費は最低限に抑えられるだろう。ラーメン屋なんだから手足となる人間だけで十分、経費を抑えて売値を下げる。安くてうまければ客は来る。そう考えるのが普通だ。
　しかし、麺恋亭のようなラーメン屋、見てくれは汚くても、値段は安くなくても、味と応対の素晴らしさではやる店も現実に存在するのだ。
　ラーメン屋だからここまででよい、ラーメン屋なんだから気取った言葉は似合わない、ラーメン屋なんだからそこまでやる必要はない。これらに類する言葉、あるいは他業種に置き換えてみてもこのような表現はすべて嘘であることがわかる。
　店舗のインテリアなどハード面は別にしても、人間の応対について、一般的にいわれる、業種に付帯した印象の固定観念などはすべて当てはまるものではない。そう確信したのだった。

[４事例における真実の瞬間の分析]
　ここに事例として挙げた話は、すべて個人的な体験談であり実話である。ただ相手の店員の気持ちについては直接訊ねたわけではなく、好感を抱いた顧客の立場において勝手に忖度（そんたく）したものにすぎないわけで、ここで述べたような状態であったかは不明だ。

しかし重要なことは、「そのように感じた顧客はその店員との出会いを、消費行動に向かわせる決定的瞬間と位置づける」ということである。顧客を動機づけた「真実の瞬間」に登場したサービス提供者の演技についてまとめてみた。

紳士服専門店	生活を楽しむ、仕事を楽しむ余裕が生み出すよい雰囲気を伝えてくれた
婦人服専門店	顧客の喜びや活躍に貢献できる喜びをメッセージとして伝えてくれた
靴　屋	顧客の気持ちを聴き出しながら、関心を示すメッセージを伝えてくれた
ラーメン屋	礼儀正しさは「場違い」を凌駕する普遍の価値であることを伝えてくれた

　生活に疲れ、嫌々仕事をしている人から物を買いたくはないし、そのような人のサービスを受けたいとは思わない。
　買い手の心に届くような共感的な態度と言葉は絶対的な「真実の瞬間」となる。どのような場合でも顧客に払われた関心は、その純度に比例して売り手と買い手の距離間を縮めてくれる。
　そして顧客に対する配慮や礼儀正しさは、職種や立地環境を超えて、いつの時代でも顧客が求める本質である。「ラーメン屋なのだからそこまで必要はない」という言葉は、できない人の自己防衛であるにすぎない。おそらくこれらはすべてのサービス業に通じる「真実」だ。歯科医院においてはこれらの「真実」をどのように取り入れ表現していくべきか、その教育システムを考えてみたい。

◆■◆ まず良識と教養を感じさせる言葉遣いに ◆■◆

　4つの体験のなかでは、まずラーメン屋の事例に学んでもらいたい。歯科医院での応対訓練の場でよく言われる言葉に「歯科医院でそこまでやるの？」「医療機関なのだからそんなことしなくてもよいのでは……」というものがある。下町的な雰囲気が漂う地域にある歯科医院でとくに多く聞こえてくる懐疑的な感想だ。

　「『口をおゆすぎになってください』なんて言われたらこの辺りの患者は気持ち悪がる。「口ゆすいで」で十分。ほとんど保険診療だから」

　さすがに戸別訪問している歯科医院でこのような言葉を聞くことはないが、歯科医師会やメーカー主催の講習会、公開セミナーなどで遭遇することがある。

　もしこのような歯科医院があるとすれば、歯科医療サービスを提供しているのではなく、ガサツな雰囲気のなかでただ単に保険治療を無造作に売っているだけの医院で、保険制度の収縮とともに、あるいは競争の激化とともに早晩消える運命にある。時代の流れに対応しての変革ができず、シャッター商店街を構成する1店舗に甘んじてしまう商店に類似している。

　筆者らはまったく逆に考えている。自分たちの仕事にサービス業としての誇りをもち、いくらかでも質の高いサービスを提供しようと思うならば、まず言葉遣いから良識と教養溢れたものに変えていかなければならない。少なくとも歯科医療サービスは、質の高さをだれしもが求めたくなる対象であることに疑いはないからだ。

　どうして「歯科医院なんだからそこまでは必要ない」なのであろう。一般的には、雰囲気面では歯科医院と対極にあると思われている下町のラーメン屋でも、言葉遣いに気を使い商品価値を高めようとしているのである。"いわんや歯科医院においてをや"ではないのだろうか。

　ことさら敬語が使われていなかったとしてもだれも嫌悪を感じないであろうし、礼を失しているなどとも思わないだろう。むしろそのにこやかで優し気な物言いに「とてもやさしく接してくれる」と好感を抱くに違いない。CS調査に現れる「スタッフの方がとても親切で優し

い」といった評価はこのような応対を指しているのだ。

　しかし「とても上品で知的な応対をしてもらい大きな信頼感がもてた」といった評価までは得られていないのだ。ここがポイントである。
「スタッフの方がとても親切で優しい」というコメントを「褒め言葉」と受け取るのか、単なる「好意的感想」と受け取るのかによって将来の方向性や成長度合が異なってくる。

　「親切で優しい」という評価は確かにマイナス評価ではないが、現代の医療機関にとっては当たり前のことで、決して「褒め言葉」ではないと考えている。その昔、某自動車メーカーの社長が「高品質低価格は当たり前、プラス評価に非ず」として社内を戒め、大きな成長を遂げる原動力としたことが思い出される。

　「皆さん親切で優しいうえに、文化度の高い歯科医院という印象で、居心地のよさと信頼感をもてました」

　「優しいだけでなく人間的にレベルの高い人が揃っているようで、安心して長いお付き合いができると感じました」

　これが、これから選ばれていくであろう歯科医院での応対への褒め言葉であり、プラス評価なのである。もしその上質な対応に不快感や違和感を抱く顧客がいたならば、それはきわめて少数派であろう。自分が丁寧な応対を受けて嫌悪を感じる人間は健全ではない。そのような顧客に対してでも、治療を行えば一時の売上のやりくりにとってはプラスになる。しかし、その存在は明らかに「客層」を落とす方向に作用する。長期的にみればマイナス要素となることを理解すべきである。

---

point!

歯科医院は生活や人生に希望を届ける仕事である以上、品格を感じさせる雰囲気と教養溢れる言葉遣いが不可欠

> **向 玲子の現場目線**
> 正しい言葉遣い "大丈夫ですか？"

　レストランで食事をしていた私に店員が尋ねました。「お水のほう、大丈夫ですか？」しばらくして、また別の店員がそばにきて私に尋ねました。「空いているお皿、お下げして大丈夫ですか？」
　また、ホテルのカフェに入ったとき、窓側の景色がよさそうなテーブルが見えましたので「あちらの席だと嬉しいのですが、よろしいですか」と店員に尋ねたところ、「ハイ、大丈夫です」という返答でした。
　さらに、取引銀行の担当者との打ち合わせでのことです。約束時間に店に着くと私は担当者に挨拶しました。「○○さん、こんにちは。いつもありがとうございます」。銀行の担当者は私に元気よく返答しました。「大丈夫です！」
　そして第二弾！　打ち合わせの最中のことです。「では調べて参ります」と言ってその銀行の担当者が席を立つときに私は声を掛けました。「恐れ入ります、ありがとうございます」。これにまたまた満面の笑みで銀行の担当者は答えました。「大丈夫です！」
　最近随所で耳にする「大丈夫」の誤った使用方法を、私の体験のなかからピックアップしてみました。そのおかしさに気がついていただきたいのです。
　「大丈夫」という言葉は、本来、「心身に異常がないこと、または状態に危険がないことを尋ねたり知らせたりする言葉」です。たとえば、怪我をしている人に心配して尋ねるときは「大丈夫ですか？」と声をかけるのが一番自然ですし、怪我が治った人が「もう大丈夫です」と伝えるのも言葉として適切できわめて自然です。
　ところが、レストランやホテルのカフェのウェイトレスが使った「大丈夫」は「～しても構わない」というような「承諾」や「承諾を確認する」ための表現になっており、不適切に響くということなのです。なおかつサービスを提供する側が用いると、「～してあげますよ」とでも言っているような高飛車な印象を与えてしまうことに気づいてください。
　私の考えですが、**「大丈夫」という言葉には、ある種の優しさを感じさせる響きが伴っているために安易に使うようになってしまったのではないか**と思っています。たとえば、親しい友達に「気

第3章　モノとシステムのやりくり

にしなくていいよ」というニュアンスを伝えるときに「大丈夫だよ」と言ってしまう場合があるように、です。銀行の担当者が使った「大丈夫」がこれに該当します。これも友人同士の会話で使われる分には構いませんが、ビジネスの現場でサービス提供者側が使うと教養の程度を疑われてしまい、顧客からの信頼を得ることができなくなるのです。

　レストランの店員は「お水を注ぎましょうか？」であり、「こちらのお皿を下げてもよろしいでしょうか？」です。

　ホテルのカフェの場合、すぐに案内できるのであれば「もちろんです！ご案内いたします」です。準備が整い次第案内できる状態であれば、「かしこまりました。ただいま準備いたしますので、こちらでしばらくお待ちください」、そして「お待たせいたしました、準備が整いましたのでご案内いたします」となるでしょう。

　銀行員の場合、来店した顧客への挨拶は「こちらこそ、いつもお世話になっております。本日はご来店くださいましてありがとうございます」。これがビジネスの相手に対する敬意の表現でしょう。また、確認のため中座する場面では「いえ、お気になさらないでください」、または「いえ、お気遣いなく」と言うべきでしょうが、スピーディーなビジネスシーンには少し馴染まない面もありますので、「いえ」で止め、その後に「お待ちくださいませ」を続けるとよいでしょう。

　歯科医院でよく誤用を指摘するのは、「3時に予約が取れますか？」と尋ねる患者へ「はい、3時は大丈夫です」と答えてしまうことです。ここは「はい、3時でしたらお取りできます（お受けできます）（お約束できます）」という適切な言葉で返答しましょう。また、患者の電話番号を尋ねる際、「携帯電話でも大丈夫？」と患者に聞かれると、ついつられて「はい、大丈夫です」と答えてしまいがちですが、ここは「はい、結構です」と返答するのがよいでしょう。あるいは、治療後の患者が「なんだか麻酔で口が自分のじゃないみたいだけど、大丈夫かしら？」と尋ねてきたときこそ、「○○さん、心配なさらないでください、大丈夫です。個人差はありますが、1時間ほどで治まると思います。では注意事項をご説明いたします」と、このようなときこそ、「大丈夫」を活用してほしいのです。**歯科医院ではとても重要な言葉だと理解してください。**

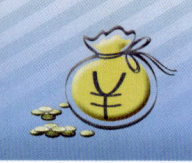

スタッフ教育システムのあり方

　スタッフ教育についてのシステムは、なにを目的に、どのように構築していけばよいのか。計画性をもった教育システムにしておくことが大事である。

　教育システムの内容は各医院ごとのオリジナリティに従ってよいが、目的は3点に絞ることを提案したい。第2章「ヒトのやりくり」の「エクセレント・クリニック構成者の資質」で述べたが、「エクセレント歯科医療人養成プログラム」「エクセレント組織人養成プログラム」「エクセレント社会人養成プログラム」の3つの視点ごとにプログラムすることである。

	ジャンル	教育内容
エクセレント・クリニックへの道	エクセレントな歯科医療人養成プログラム（医療技術・サービス技術）	エクセレント歯科衛生士としての技術 エクセレント歯科助手としての技術 エクセレント歯科技工士としての技術 エクセレント受付としての技術 エクセレント渉外・相談担当としての技術
	エクセレントな組織人養成プログラム（集団活動の能力開発）	医院のミッションの理解 医院のクレドの理解 医院のルールの理解 医院の戦略・戦術への参画 医院のフィードバック機能を生かす
	エクセレントな社会人要請プログラム（品格と教養を磨く）	身だしなみ、姿勢、表情、挨拶 言葉遣い、敬語、話し方 コミュニケーション能力開発 モノの授受、名刺交換、企業訪問 文書の書き方

　筆者らの会社では、医療技術を除く内容をトータルコンサルティングプログラムとして院内で行う12回コースを提供している。

教養教育を院内に定着させる

　海軍主計大尉として南方最前線で終戦を迎え、戦後大蔵官僚から広告業界に転じ、博報堂の社長、会長、そして最高顧問まで務め2010年6月、90歳で亡くなった近藤道生氏が生前、日本経済新聞に寄稿した『私の履歴書』のなかで、敬愛してやまない父君 近藤外巻氏のことに触れた一節がある。

　近藤外巻氏は九州帝国大学医学部を卒業後、小田原で開業する外科医であったが、平心庵と号し茶人としても名を馳せた大変教養のある趣味人でもあった。

　その外巻氏が正業とした外科医院は、1階が医院、2階が寮という造りで、10名ほどの看護婦が寮に住み込みながら働いていたのだが、彼女たちに対して毎朝毎晩院長自らが講義を行うほど従業員教育に熱心だったそうだ。それも驚くべきことに、外科や看護に関する専門実務教育ではなく、茶道、日本の古典文学、詩歌、漢籍といった畑違いの教養教育だったというのである。

　「患部を診るだけではなく人を見る」とはよく聞かれる言葉だが、「人を見る」とは「人を知る」ことで、「人を知る」ためには古典を読み、詩歌を詠むことが不可欠であることを、この偉大な外科医は知っていたのだと思う。最近は「人を知る」ために心理学めいた勉強をしたり、安直なハウツー系の書物を読んだりする傾向が強いように思うが、それらはどこかお手軽すぎていて底が浅いと感じていたところだけに、この逸話は心に沁みた。

　近藤医師の基本的な考え方は、「看護婦は修養を積んでから患者に接すべし」だったというが、まさに医療人が身につけるべき資質のなんたるかを示した、またその矜持が凝縮された言葉であると思う。

---

point!

「医療者たる者、修養を積まずして患者に接すべからず」
院内教育の基本理念としたい考え方である

■ ■ ■ ■よい教育を受けた素晴らしい女性 ■ ■ ■ ■

　ある歯科医院の院内研修で、スタッフの間から「歯科医院なのにそこまでの言い方が必要ですか？」といった意味の質問が飛び出したことがあった。講師の向は「歯科医院だからこそ、その言い方が必要なのです」と切り返し、最上級サービス業としての誇りについて解説を加えたとき、院長が向の解説に加えて次のように言ってスタッフたちを諭した。

　「これは、みんなの女性としての魅力を高めるうえで大切なことなんだよ。これからいろいろな人と出会いお付き合いするようになったとき、いろいろな評価をされると思うけど、『**よい教育を受けた素晴らしい女性だ！**』**と評価されるようになってほしい**。歯科医院でそこまで必要なのかというような後ろ向きな気持ちでこの研修を受けたのではもったいないよ」。核心を衝いた院長発言だった。

　「よい教育を受けた素晴らしい女性」が発する言葉、立ち居振る舞い、醸し出す雰囲気、これらはすべてマニュアル訓練で習得し表現できるものではない。そのような女性の身についた「センス」といわれる、掴みどころのないものがビジネスにおいても、歯科医院経営においてもきわめて重要な武器となる。とくにサービス提供者には不可欠な素養で、その成果を大きく左右する。

　歯の汚いドクターやスタッフが、いかに正しい治療方法や予防処置について説明しても信憑性は感じられない。まして審美について語り出したなら、話を遮って帰りたくなるはずだ。

　茶髪で厚化粧の歯科衛生士が、教養を感じさせない話し方で健康美について語っても、仮にそれが正しい内容であったとしてもまったく説得力はないのである。

> **Point!**
> 教養を感じさせる素晴しい女性になろう。
> 家庭教育、学校教育、職場教育の成果だが、いまからでも遅くはない

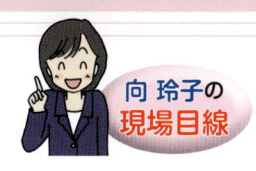

向 玲子の現場目線　院内連携のよさは安心感と信頼感に

　千葉市郊外の大型分譲地内にあるK歯科医院へ伺うのは年に1、2回ほどですが、訪問のたびに驚かされることがあります。それはお伝えしたことが、確実に日々の業務のなかに取り入れられ、定着している点です。

　学んだことを確実に身につけていくという集中力と実践力においては、右に出る歯科医院はないと思います。何回か重ねた1日コースの研修により、K歯科医院の対人応対レベルは着実に向上するという成果をあげたのでした。

　そのなかでも特筆すべきは、院内における対人応対についてです。対人応対というよりも、「指示出し」と「指示受け」という院内連携上の動きについてというべきでしょうか。ドクターの指示に対してアシスト役のスタッフが発する返事の見事さに感嘆してしまいました。1年前の院内研修で私たちが伝えた、指示出しと指示受けの明瞭なやり取りの重要性を完全に理解し、院内に定着させていたのです。それは、指示を出すほうは指示内容を明瞭な音声を発して伝え、指示を受けるほうは指示内容をきちんと復唱するというものでした。

　これは伺っているすべての歯科医院で伝えていることです。鉄道や航空など、ちょっとしたミスが重大事故に繋がってしまう業種では指差し確認や復唱が義務づけられていますが、病院や医院も同じではないかと考えたからです。

　ところが、歯科医院の現場でこれが行われているのかとなると、実際にはほとんどありませんし、私たちが伺っている先でも励行されている事例は残念ながらいくらもありません。

　皆さん理屈としてはわかっているのでしょうが、慣れていないせいか、妙に芝居じみてしまうためでしょうか、どうにも定着してくれません。

　ところが、K歯科医院では独自の言い回しでこれを行っていたのです。たとえば次のようにです。

　Dr.：○○さん、レーザーの用意お願いします
　アシスト：レーザー、ハイッ
　Dr.：抜歯鉗子お願いします
　アシスト：抜歯鉗子、ハイッ

傍で聴いている私にはとても正確に仕事が進んでいるように感じられましたので、当事者である患者さんにすればその思いは一層強く、大きな信頼感で満たされたはずです。さらに言葉だけではなく、動きも含めてすべてがリズミカルで無駄がなく、そのうえスピード感に溢れていたこともその気持ちをさらに強くさせてくれたに違いありません。

　このシーンを見たときは本当に新鮮な驚きを禁じ得ませんでした。いつもその部分を指導している身でありながら、「ああ、こういう言い回しが現場での動きにはぴったりくるんだなあ」。そんなことを改めて思いながら、アシスタントのテキパキとした動きをうっとりしながら見ていたのでした。

　この日、アシストをしていた歯科助手の方は2人おられました。お2人ともパート勤務で、決してベテランではありません。しかしこの日の動きは見事の一言に尽きました。「指示に忠実、先を読んで一心不乱」。そんな修飾語で形容されるに値する動きだったのです。

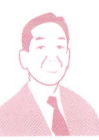

宮原より

従来から行われてきた業務の流れ、院内での動き、言葉遣い、掲示や表示の仕方と内容、業務連携や引き継ぎ、顧客支援などを一度根本から見直してみることを勧めたい。その手法は、顧客サイドから見たサービス提供システム、医療スタッフの言動、院内の連携プレーなどを、細かい場面ごとに全員で見直してみることになる。

　評価項目は次の5点。

　①安心感　②信頼感　③重要感　④有能感　⑤好感

　次ページのような評価表を作り、現在行われているやり方を①〜⑤について5点満点で評価していく。評価の低いところについてはその原因を追及し、どのように改善するかを全員で討議する。場合によって、いつも的確な助言をくれる顧客の意見を聴くのも効果的である。

場　面（真実の瞬間）	安心感	信頼感	重要感	有能感	好感
医院に電話をしたとき					
駐車場を利用したとき					
院内に入ったとき					
スリッパに履き替えるとき					
受付カウンターに立ったとき					
待合室に座ったとき					
問診票に記入するとき					
雑誌を読もうとしたとき					
洗面、トイレを利用したとき					
診療室に呼ばれたとき					
チェアまで誘導されるとき					
チェアに座るとき					
問診を受けるとき					
治療準備をしているとき					
ドクターが登場したとき					
治療を受けているとき					
治療が終わったとき					
説明を受けているとき					
カウンセリングルームに入ったとき					
X線室へ誘導されるとき					
X線撮影を受けるとき					
元のチェアに戻るとき					
待合室まで戻るとき					
会計を待っているとき					
会計と次回予約をしたとき					
退出するとき					

● ■ ● ■ これからのスタッフ教育の真髄 ■ ● ■ ●

　歯科医院におけるお金のやりくりは、顧客のやりくり、スタッフのやりくりであるとともに、医院運営システムの絶妙なやりくりにかかっている。だが、歯科医院という業種は製造現場と販売現場の2つの要素が同居せざるを得ない複雑な性格を有しており、その運営レベルを高めることは容易なことではない。

　そこで、前ページのような見直しを時折することが必要となる。これを全員参加で行っていくことで、当たり前のように行っていたマニュアル行動を変え、現実に即した効率的で効果的な業務マニュアルと業務連携ができあがるとともに、顧客の気持ちをさらに前向きにさせる非マニュアル的顧客応対の基準を確立することができる。

　非マニュアル的顧客応対とは、歯科医院のように顧客一人ひとりに個別にコンタクトする業種における顧客応対の特徴をいう。すなわち、ファストフードやコンビニエンスストアなどの店員が行っている、だれにでも同じような応対を行う業種との基本的な差異である。

　たとえばコンビニでは「○○さんおはようございます」と顧客の名前を告げて挨拶などはしないし、「昨日お買い求めいただいた肉まんのお味はいかがでしたか？」などとも訊きはしない。個別にはコンタクトしない、あるいはむしろしてはいけない業種であるからだ。

　しかし、歯科医院の場合は挨拶でも名前を呼ぶべきだし、前日の治療結果について尋ねる優しさが求められる。個々へのコミットメントが重要であるからだ

　そのような業種には、応対のマニュアルはあったとしてもあくまでも一つの基準に過ぎない。**必要なことは感受性であり、柔軟性であり、教養ある表現力である。**

> **point!**
> マニュアル応対の典型表現は、語尾を上げる、語尾を伸ばす、ネをつける。これらを改めるだけで、個別コンタクトの色合いは深まる

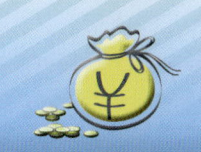

これからの女性スタッフの働き方

「ヒューマン・キャピタル・マネジメント」

1980年代半ば頃から始まった社会経済における価値観の一大変革はパラダイムシフトと呼ばれた。ベルリンの壁が崩壊し、ソビエト連邦が解体、多くの社会主義国家がその政治体制を変えた時代である。冷戦の終結は、情報技術の民需化を促進しIT革命が起き、今日の驚異的な社会経済の発展を支えた。

一方、産業構造にも大きな変革がもたらされた。工業の時代が終焉しサービスの時代へと変わったことである。サービスマネジメント革命とも呼ばれるビジネスの考え方とやり方の変化は、サービス組織のあり方にも変化を生じさせた。

それは、大多数の消費者が均一的に求めていたモノを提供するPUSH型から、一人ひとり異なる顧客の要望を引き出し、それに応えていくPULL型にビジネスのやり方が変わったことだ。

その変化に適応していくためには、顧客に接する第一線の社員に顧客と同じ目線での思考や発想がなくてはならなくなった。**すなわち生産者目線と生活者目線の両方を持ち合わせ、それぞれに鋭い感性と想像力を発揮できる人間でないと務まらなくなった**のだ。

歯科医院は前のページでも触れたとおり実に微妙な職場である。顧客の患部である歯を削ったり、抜いたり、修復したり、研磨したりと、まさに製造業の工場か建築現場と同じような作業振りを示している反面、顧客の問題を聴き出してはその解決方法を提示したり、費用について説明したり、より安全で快適な空間を演出したりと、一方ではサービス業の典型というような様相も呈している。

つまり、歯科医院は製造業とサービス業両方の要素を兼ね備えた特異な職種であるといえる。したがって歯科医院はその両方の色を失わないなかで、質の高い「真実の瞬間」を作り出していかなくてはならない、大変に難しい職種なのだ。

言い方を変えれば、製造業とサービス業が同一空間で同時に併存する歯科医院こそが、「生産者目線」と「生活者目線」の双方をより高いレベルで維持することの必要性をもっとも強く実感させてくれる職種であるともいえる。

　生産者目線とは、「人命を預かる職種」として、また「健康を守る職種」として、「しなくてはならないこと」と「してはいけないこと」を明確にしたうえで、効果的かつ効率的にそれを実践する。またそういう感性をもつことである。

　一方、生活者目線とは、現代社会をともに生きるうえで大切にすべき価値について鋭い感受性をもつことだ。歯科医院における教育の主眼は、前項までに繰り返し述べてきた「教養教育の実践」と、この項で述べる「生産者目線と生活者目線の鍛錬」である。

　専業主婦世帯のほうが少なくなった現代において、歯科医院の来院者の多くは、なんらかの形で職業をもった女性が主体ということになる。彼女たちは、それぞれ家庭と仕事との狭間で、職場の規程や上司同僚の理解、そして家族の理解を得ながらなんとか自分のキャリアを伸ばそうとしていたり、なんとか社会との接点を保持し続けようとしたりしている。現代の歯科医院はそのような人たちを顧客の中心に据え、医療活動という事業を展開していることを意識すべきである。

　しかも歯科医院で働く人の大半は女性であり、来院者と同じ境遇、同じ心境にある。正に生活者目線での価値観を来院者と共有できる立場にある。このような時代の歯科医院経営においては、女性を単なる歯科医師の手足的な道具として使うのでは余りにももったいない。その頭、目、耳、口、そして心を効果的に活用すれば、医院の力は院長1人の力よりも2倍にも3倍にも膨れ上がる可能性を秘める。これを「ヒューマン・キャピタル・マネジメント」という。

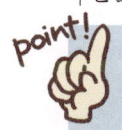

> **point!**
> 歯科医院は製造現場であると同時にサービス提供現場である。
> スタッフには生産者目線と生活者目線の両方が求められる

向 玲子の現場目線

ママさんスタッフにエール

「先生、ちょっとお話があります」

こうスタッフから切り出されるとドキッとする、と何人かの院長から伺ったことがあります。セミナーの懇親会の席上、ある院長から伺ったお話ですが、そのように言われて院長室に招き入れたところ、「先生、私、妊娠しました」と言われ、「おいおい！そんなこと、こんな個室で言うな！誤解されるだろう」とあわてて院長室のドアを開けたという話を聞いたときは、社長と大笑いしてしまいました。

思い起こすと私も、前の職場のジャパンデンタルでの勤務時代に当時の上司にこの言葉を伝えたことがあります。そのときは大きな応接室で上司が２人同席してくれましたので、上記の院長のような反応はありませんでしたが、「え！また？」と２人に声を揃えて言われたのをいまでも覚えています。産休の申し出も３回目ともなるとこういう反応です。

私の場合は、３回とも産休制度の活用でしたので、産前と産後を合わせて14週間で職場に復帰しています。自宅から保育園を経由して職場まで、車と電車で片道２時間、往復で４時間かかります。

三男が生まれてからは、左肩に赤ん坊用の荷物を下げながら10kgの三男を抱え、離すとすぐにどこかへ行きそうになる次男の手を右手で強く握り、大きな荷物を抱えさせた長男を急かしながら、いつも急ぎ足で歩いていたように思います。

ジャパンデンタルには19年間勤めましたが、その生活を13年続けました。いまでも自分は体力あるなあと思っていますが、その頃は職場の上司に「超人的な体力の持ち主」となにかの会合のときに紹介されてしまい、とても恥ずかしかったことがあります。ただ、やはり若かったのでできたなあ、とも思います。

ところが、自分は体調を崩さなくても、子どもが小さいうちは、なにかと職場の皆に迷惑をかけます。保育園では病気をもらいや

すいので「やっと治ったと思ったのに！」ということが何度もありました。

　ちょっと危ないかなあ、と思いながら今日は休めないと保育園にお願いしたところ、午後になって職場に呼び出しの電話が入ったときのあの気持ち……、なんともやりきれない思いがします。そのたびごとに欠勤の許可を上司に頼むときのつらいこと！　実際に業務を代わりにこなしてもらう同僚や部下への連絡のつらいことといったらありません。

　そんなことが続くと職場で引け目を感じてしまい、会議のときに発言を控えようという気持ちが起こったり、部下のミスを指摘せずに自分でカバーしてしまおうという気持ちまで起こったりします。

　歯科医院でも復帰したスタッフを見ていて、それと同じようなことを感じることがあります。実際、研修日に保育園から電話が入り、「すみません……。残念です」と私に挨拶してくれるスタッフの気持ちを思うと、私もそうだったなあと共感します。一方で育児休暇中に新しく雇用されたスタッフに、教えたくても遠慮して教えられていないのではないか？　厳しい指摘を控えているのではないか？　と思うシーンによく出会います。

　歯科医院側からみたときの職場復帰の意義は、その人の技量や知識、経験や考え方を職場全体に活かしてもらうことにあります。ただ、"1人の労働力"という意味だけではないのです。ですから職場全体によい影響を与えるような働きをするようにいつも考えることが大切だと思います。

　そのためには、自分の勤務上の弱みを自分自身で受け止めて、そのうえで地道にまず自分の仕事をしっかりと行う努力が必要です。そして、自分のような立場のスタッフが意見するときには、どのような態度でどのような話し方で伝えたらまっすぐに伝わるのか、聞く耳をもってくれるのか、そのようなことを一所懸命に考えながら発言することです。

また、自分のキャリアは自分だけのものではなく組織的な価値であることも忘れずに、言うべきことは自信と勇気をもって発言していくことが必要だろうと思います。そのときに、常に職場の仲間に感謝の気持ちを抱き、それを表現することを忘れなければ必ず真意は受け取ってもらえるはずです。

　このように書くことは簡単ですが、本人にとっては心の葛藤だろうと思います。しかし、この環境で仕事を続けることが自分を鍛え成長させてくれるのだと思いましょう。

　歯科医療の仕事は社会的に価値の高い仕事です。子育てとの両立をするにふさわしい仕事です。長く続けることでその価値をさらに高めることが可能です。頑張って自ら価値を高めてください。

　残業がしたくてもできないケースがほとんどでしょう。人によっては1日の勤務時間が短いケースもあると思います。どうか限られた勤務時間を濃いものにしてください。それは効率的に働くとともに、自分のキャリアを職場の皆のために効果的に発揮すること。そういう気持ちで仕事に臨むことがとても重要で、その気持ちと行動が必ず道を開いてくれると思います。

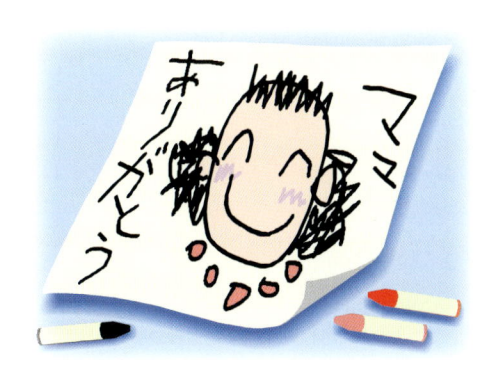

◆ ◆ ◆ ■ ワークライフバランスを導入する ■ ◆ ◆ ◆

　優秀な女性が誇りと希望を失うことなく永きにわたって生き生きと働き続けられる職場づくりを進めることこそが、歯科医院にとって経営発展に向かう大きなポイントになる。

　ワークライフバランスとは、なにも女性のために存在する概念ではないが、そのシステムを整えさえすれば、女性はこれを上手に取り込み、その目的に叶うような動きをするのではないかと期待される。

　ワークライフバランスの肝は、前項の「生産者目線」と「生活者目線」両目線のバランスを育成することにある。仕事に責任をもち、仕事の効果と効率を考えながら一所懸命努力することも必要ではあるが、仕事にだけのめり込み、生活の潤いや余暇の楽しみを大切にしようとしない人間には、生活者の期待に応えて、問題解決に共に当たり、生活者を支援するという成果に辿り着くことは難しい、ということに多くの経営者は気づき始めたのである。

　すなわち、**ワークライフバランスの導入は、実は経営者側のマネジメント発想である**とも言えるのだ。確かに労働者サイドに立脚した労務環境の改善ではあるが、従来の単なる福利厚生や組合要求的労働環境の改善とは大きく趣を異にする。むしろ経営者サイドにしっかりと軸足を置いた「人材資本」の品質向上を目指したマネジメントシステムである。

　本来、歯科医院こそワークライフバランスの導入が先行してしかるべきであるにもかかわらず、遅れてしまっている原因は、院長の大多数が「それは大企業がやることで、零細企業の歯科医院には無縁のこと」のように思いこんでいたり、「スタッフは甘やかすとつけ上がる」と考えていたりするからである。そこを払拭してほしい。

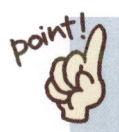

> **point!** ワークライフバランスとは経営者サイドに軸足を置いたヒューマン・キャピタル・マネジメントである

第3章　モノとシステムのやりくり

●　■　●歯科医院でのワークライフバランスの実践●　■　●

　職場に復帰してみたら新しい機材やシステムなど、知らないものや知らない人たちが増えていて、まるで浦島太郎になったかのような錯覚を覚えるという話はよく聞く。

　このような状態に陥った場合、急激にモチベーションが下がり、せっかく復帰したにもかかわらず、すぐに退職することも少なくないようだ。

　あるいは出産でいったん退職し、その後数年経って復帰するケース。そのような場合、なかなか復帰を決断できないでいることがあるようだが、それもやはり"浦島太郎症候群"といえる。「取り残されているようで付いて行けない不安」が大きく、二の足を踏んでしまうのだろう。とくに技術革新の激しい歯科医院では、歯科衛生士によく起こりがちなことだ。

　そこで、復職までのサポート体制を院内に構築し、精神的にバックアップしていくことが必要となる。具体的には、院内での新しい決定事項や新機材の導入、新技術への取り組み状況、そして業績や人事に関すること、また同僚からの激励の言葉を"社内報"のようにして月次ペースで送ったり、3ヵ月に1回くらいのペースで復帰予定者を集めてミーティングを開催、お互いの情報交流を図ったりといったことが効果的だ。

　育児に関わるスタッフについて、歯科医院においては、出産⇒退職⇒復帰⇒パートタイマーといった形での雇用が多いようだが、一般企業ではパートタイマーではなく正規雇用社員の資格のまま勤務時間を2～3時間程度、30分単位で短縮できるように設定しているケースが多い。

　今後は介護に関わる男性管理職社員にも適用されるケースが出てくると思われる。有為な人財をパート社員にして、意欲を削ぐような愚を犯すわけにはいかないからだ。

　それは、短縮された時間分の給与の扱いをどのようにするかという問題とも関係してくる。現実には短縮した時間分を単純計算でカット

する企業が多いようだが、ワークライフバランスの本来の意味からいえば、私的な時間として回されたなかで得た貴重な体験が人間的な成長を促し、ひいては仕事の質を高めるようになることを狙っているわけで、しかも現実には限られた時間設定をすることで密度の高い仕事に繋がっていく率が高いとすれば、単純に短縮時間分のカットをすることが正しいのかどうか、意見の分かれるところではある。

　とはいえ、時間分のカットも筋としては曲がってはいない。筆者は、給料は機械的に計算し、仕事の成果を見て賞与でカバーする方法が周囲の理解も得やすく、だれもが納得するやり方ではないかと思っている。

　歯科医院でもチーフ歯科衛生士や、管理職スタッフが育児や介護に関わるようになるケースが多くなるだろう。そのようなとき、本人が望まないのであれば別だが、できれば後に続く後輩たちの励みにもなるよう、復帰後もチーフやマネジャーといった従前の役職のまま正規職員として扱い、短縮時間勤務制度のもと、超効率的な仕事をこなすことで医院に一層貢献してもらうような制度にするべきではないかと考えている。

point!　出産・育児・介護にかかわる正規職員を対象とした短縮時間勤務制度の導入も視野に入れておく

緊急時の人員補充

　歯科医院のように、日々ギリギリの人員で運営している組織では、たった1人であっても急な欠勤によって業務遂行に支障を来す。また、計画的な年次有給休暇であっても陣容を最低限にしていると残ったメンバーにかかる負担は大きく、それを気にしてなかなか年休が取れないという医院が多い。これは労務管理上大きな問題といわねばなるまい。

　そこで、勧めたいのは、退職者による「緊急時助っ人勤務」システムである。個人的な事情で退職したものの本格的な就職をしていないような人たちを「助っ人グループ」の中に登録をしておき、正規職員が年休を取る、急に病欠する、研修会に参加する、産休に入るとなったとき、もっとも忙しい時間帯に勤務してもらうというもの。

　急に言われても動けない場合も多いだろうが、たとえば午後3時から6時までの時間帯だけ1時間ずつ交代で3人に勤務してもらうという条件であれば可能性は広がる。時給も相場の20％増しくらいに設定しておけば意外とやりくりはうまくいくのではないか。

　円満退職者とは縁を切らずに、困ったときの助っ人要員として大事にしたほうがよい。助っ人以外にも口コミによる評判伝道者のような営業的な活用もできる。OGとして忘年会に招いたり、OG割引で自費治療が受けられるなどの特典を付けておくとグループも大きくなる。

　産休の穴埋めに有期契約社員を充てようとすると、募集に経費もかかるし、予期に反して素晴しい人材であった場合、スタッフも頼りがちになったり顧客からも慕われたりすると、期限切れで退職に至るとき、かえって傷が大きくなるようなことも考えられる。

　「助っ人グループ」の創設、一考の価値あり！　である。

円満退職者の有効活用こそ人員やりくりの極意である

ケーススタディ③

お金のやりくりの神髄は「信頼」にあり

理屈ではない「信頼」の重さ

　相田みつを作品集の中に「ふるいものを出さなければあたらしいものは入らない」という名言がある。

　お金のやりくりを考えるあまり、出し渋りになっていないか振り返ってみることは重要である。出すべきものをスパッと出さなければ入るべきものも入って来ない。反対にサッと払うと思いがけない収入増に結びついたりするものだ。

　これは理屈ではないが、実にそのとおりであるから不思議である。あえてケーススタディのまとめに「信頼」を挙げたのも、まさに信頼こそが現場レベルで効力を発揮するからだ。歯科医院経営においては、とくにスタッフへの給料は出し渋ってはいけない。

　第一に、給料を低め低めに抑えようとするのではなく、○○歯科医院に勤務していることに誇りを持てるような金額にすることを目指さなくてはならない。

　第二に、残業手当をケチってはいけない。もっとも、スタッフの独断による残業はカウントされないが、命じた残業に関しては規程どおり1円たりとも不足なく支払う。これが信用の第一。

　第三に、給与の支給に遅延があってはならない。給料日が銀行休業日に重なる場合は前営業日が支給日となること。また支給日の朝一番で口座に入金されているよう手続きをしなくてはいけないこと。院長や院長夫人が昼休みを利用して午後3時前くらいに送金手続きをとるようなプライドの低いことをしてはいけない。スタッフが給料支給日当日、出勤前の8時過ぎに銀行に立ち寄り、通帳を記帳した際、きちんと振り込まれていることが確認できたとき、院長に対する敬意は一段と増すことになる。

　こういうことは、大したことではないように思うかもしれないが、実はとても大きい効果をもたらす。

　お金を大切にすることと、出し渋ることは全く別の精神である。お金を大切にする人のところにはお金が溜まる。お金を出し渋る人のところにはお金が遅れて入るし、周囲の関係者からの信頼と尊敬を集められず、大きな成功を収めることは難しくなる。これは実感として抱いていることである。

1年を通して毎月払わなければならない公的支払がある。それに加えて種々税金も、ほぼ毎月のように払わなければならないよう納税スケジュールが組まれている。

まずは支払いありき

　税金の支払予定を違えることなく、早め早めに納めるようにすることも大切だ。消費税を納めるときなどは半期ごとに巡ってくるので額も大きく、予定を組んでおかないと、それこそやりくりに支障を来す。

　歯科医院経営においても、支払よりも入金額の計算に熱心になりがちだが、「まず義務や約束を果たす支払いありき」であろう。

　年間を通した資金繰り予定表を作成し、支払に遅れなきよう心することが重要だ。そうすることでそれを実行し得る入金が必ず実現するようになるし、大口の支払予定を3ヵ月後に控えているような場合は、それに対する対応策に頭をひねることになるが、頭をひねることで、アイデアが湧き出で、自ずと道は開けるものである。

　急がば回れという諺もある。将を射んと欲すればまず馬を射よの例えもある。**本命ばかり、自分のことばかり考えていては絶対にうまくはいかない。**

　院内に保育施設を設置することも、寿退職のスタッフをグループ化しウェイティングさせておくことも出費が伴う。ワークライフバランスを実現させていくのも同様であろう。しかし、そういう先手こそ長い目で見たとき、将来の大きな収益を運んでくれる要因となるのである。

　いま、ワークライフバランスを実現させようと、また公平な人事評価に基づく給与テーブル作りを行おうとしているT歯科医院がある。常に前向きに真理を求め、歯科医師人生の集大成を築き上げようとしているT院長がやり残していた最後のパーツでもある。

　多くの歯科医院が、ある種お金のやりくりを考えるがあまり、もっとも疎かにしてきた給与体系をいま一般企業並みに構築しつつある。ぜひ大きな成果を上げることで、真のお金のやりくりのあり方を証明したいと考えている。

あとがき

　いろいろ述べてきたことを、最後にテーマに沿ってまとめてみたい。歯科医院を生かすとは、結局なにを生かすことなのか？　生真面目にとれば、歯科医院の機能や働きを公のために生かすことに他ならない。そのためには歯科医院がお金のやりくりに苦労することがあってはならないし、また大勢の受診者が治療費の支払いに苦労することがあってはならない。そのような趣旨のもと、国民皆保険制度が整備された。

　1961年、終戦からまだ16年、焦土のなかにようやく成長の新芽が確かな感触を得て芽吹き始めた頃である。小学校6年であった筆者は大井町の駅前にいくつもあった空地で、三角ベースをして遊んでいた時代、まだまだ世の中全体が貧乏であった。

　しかし、時代が変わり世の中が豊かになるなかで、創成当時の考え方を引きずった健康保険制度が、一転して歯科医院にお金のやりくりを強いるようになる。勢い歯科医院は、質より量というおよそ時代の流れとは逆行するような無策な収入増大策に出る。長時間診療、休日診療、顧客に媚びる軽薄歯科医院の登場である。「歯科医院を生かす」という意味が微妙に変化し、「歯科医院が生き残る」との意味合いが濃くなった。

　とはいえ、そのような意味合いが不純であるというのではない。むしろ必要な考え方でもある。しかし、その方策としてのお金のやりくりは、いかにして保険点数を稼ぐかや、レセプト枚数を増やすかに終始するものではない。

　結果として保険点数も増え、レセプト枚数も増大することはあるだろう。だが、それを「歯科医院が生き残る」ための第一義的な目的として、長時間診療や休日診療、無分別な顧客増大策を安直に採る考え方には違和感がある。

　それはどう見ても品質向上には逆行するようにしか見えない点と、品格に欠ける方法に思えるという2点からだ。歯科医院を生かすためにまず考えるべきことは、顧客を生かすことである。顧客を生かすためには、顧客に接するスタッフを生かすしかない。スタッフを生かす

ためには歯科医院が健全な組織として機能することが不可欠だ。歯科医院が組織として機能するためには、顧客支援システム、診療運営システム、予防システム、安全衛生管理システム、雇用システム、教育訓練システム、人事評価システム、表彰システム、スタッフ支援システム等々の整備が不可欠である。

それはそれぞれ顧客のやりくりに関わる考え方、売上のやりくりに関係する対応、スタッフのやりくりについての制度に関わっており、歯科医療サービス向上に資するものばかりである。

そのようなことを丁寧に整備していくことが「歯科医院を生かすお金のやりくり」そのものと重なると確信している。歯科医院といえどもお金のやりくりは大切である。しかし、歯科医師の名誉にかけて、またスタッフのプライドを守るためにも、お金に対する即物的な対応は避けてもらいたいと思う次第である。

デンタルダイヤモンド社編集部の意向に再び反するような内容となったかもしれない。そうであればお許しを乞うのみであるが、書き綴ったことは、日々の仕事において各歯科医院で話したり書いたりしていることそのものであり、筆者の考えの真髄でもある。いささか過激な言い回しになったとの反省もあるが、歯科界に30数年お世話になってきた身として、いくばくかでも歯科界がよくなればとの思いからの勇み足としてお許しいただきたい。

同僚の向 玲子は今日も全国行脚、新幹線車中でその日の院内研修の記録を綴っている。日々絶え間なく繰り返すその愚直ともいえる真面目さが、本誌のコラムに生かされた。

講演内容の引用に快くご了承いただいた岩田健男先生には感謝のことばしかない。自分勝手な内容にもかかわらずご協力いただいたデンタルダイヤモンド社の方々ならびにご協力いただいたすべての方々に深く感謝申し上げます。

2013年8月　宮原秀三郎

株式会社DBMコンサルティングの歩み

　私たちは1980年(昭和55年)より足掛け20年間、株式会社ジャパンデンタルにおいて歯科医院の開業と経営にファイナンス面で長く関わって参りました。現在のコンサルティング活動の基礎は、この時に学んだ金融ノウハウと、その間に遭遇したいくつもの成功事例や破綻事例に直に向き合ってきた実体験により構築されています。

　1999年（平成11年）10月5日、東京都千代田区麹町にて創業。時代の変化と歯科界の変貌に柔軟に対応するためには、ファイナンス以外の部門で歯科医院をサポートしていくことが不可欠と判断、ジャパンデンタルを円満退社し、新しいコンサルティング会社を目指しました。
　2004年（平成16年）5月1日、経営体力の強化を図るため横浜市中区山下町に移転、その年の10月に創立5周年記念セミナーを、また2009年10月には10周年記念会を飯田橋のホテルメトロポリタンエドモントにて開催いたしました。

　創業以来足かけ14年、コンサルティング活動の大半は、院長を中心とする歯科医院全体の活性化対策に充ててきました。具体的には院長のリーダーシップを引き出し、スタッフのモチベーションを高め、院内におけるシステムや顧客応対を効率的で効果的なものにすることでした。毎月1回訪問して行なう1年コースは更新を重ね数年に及ぶ医院が大変多く、数多くのリピーター歯科医院に支えられて参りました。
　また定期的に『新人研修』『ヒューマンスキル講座年4回コース』といったスタッフの意識レベルと応対レベルの向上を図る公開講座や、毎年7月には『DBMサマーミーティング』を、12月には『スタッフリーダー・ミーティング』を開催しており、多くの歯科医師の先生方と歯科医療スタッフの方々に素晴らしい発表を行っていただいております。とくにサマーミーティ

ングにおきましては異業種から講師をお招きしており、これまで、アフラック相談役の松井秀文氏、早稲田大学ラグビー蹴球部元監督の中竹竜二氏、東京大学社会科学研究所教授で『希望学』で有名な玄田有史氏、『散るぞ悲しき　硫黄島総指揮官・栗林忠道』で大宅壮一ノンフィクション賞を受賞したノンフィクション作家梯久美子氏と、錚々たる方たちに素晴らしい講演を行っていただきました。

　2003年1月よりスタートいたしましたManagement Clubはコンサルティング活動によって得た情報を中心に、会員の歯科医院経営を健全で正しい方向にリードすべく毎月レポートをお届けしております。2010年12月よりD☆STYLESに衣替えし、会員相互の情報交流の中継基地としての役目を担おうとしております。毎月のレポートは継続しており、2013年8月には第128号に達しております。

関連書籍

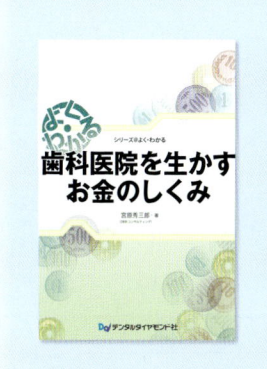

歯科医院を生かすお金のしくみ

宮原秀三郎 著

"歯科医院経営のコーチ"による、「返す・貯める・使う」お金の流れから学ぶ医院経営読本。「歯科医院経営の基本」「歯科医院開業時のお金」「経営指標を使ったセルフチェック」の各章には、長年の経験に裏打ちされた鋭い視点と的確な助言が散りばめられている。理論にとどまらず、明日からの経営に勇気を与えてくれる豊富な実例やエピソードも紹介。

A5判変型・144頁・オールカラー・本体 3,400円＋税

著者略歴

宮原秀三郎（みやはら しゅうざぶろう）

1973年　同志社大学経済学部卒業
1980年　建設会社を経て、㈱ジャパンデンタル入社
　　　　東京、札幌、仙台支店長、本社企画部長を歴任。
1999年　有限会社DBMコンサルティング設立（2009年10月株式会社に改組）
　　　　歯科専門の金融知識に加え組織開発ノウハウの提供を開始。全国歯科医師会、歯科大学同窓会、歯科関連企業講演会講師、個別歯科医院組織開発に取り組む
　現在、株式会社DBMコンサルティング代表取締役

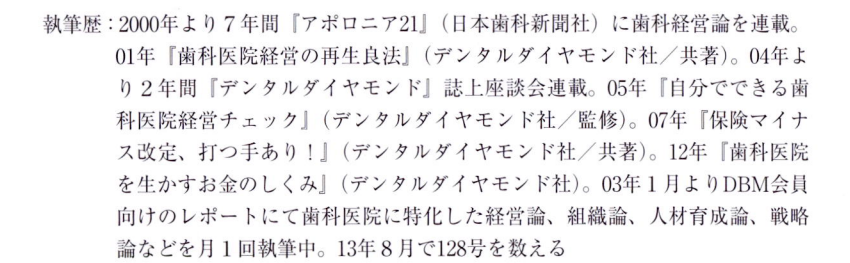

執筆歴：2000年より7年間『アポロニア21』（日本歯科新聞社）に歯科経営論を連載。01年『歯科医院経営の再生良法』（デンタルダイヤモンド社／共著）。04年より2年間『デンタルダイヤモンド』誌上座談会連載。05年『自分でできる歯科医院経営チェック』（デンタルダイヤモンド社／監修）。07年『保険マイナス改定、打つ手あり！』（デンタルダイヤモンド社／共著）。12年『歯科医院を生かすお金のしくみ』（デンタルダイヤモンド社）。03年1月よりDBM会員向けのレポートにて歯科医院に特化した経営論、組織論、人材育成論、戦略論などを月1回執筆中。13年8月で128号を数える

〒231-0023　横浜市中区山下町24番地8　SOHO STATION 602
株式会社DBMコンサルティング　Tel：045-222-3138 Fax：045-222-3238
E-mail：miyahara@dbm.co.jp URL：www.dbm.co.jp

よく・わかる　歯科医院を生かすお金のやりくり

発行日──2013年9月1日　第1版第1刷
著　者──宮原秀三郎
発行人──湯山幸寿
発行所──株式会社デンタルダイヤモンド社
　　　　〒101-0054 東京都千代田区神田錦町1-14-13 錦町デンタルビル
　　　　電話＝03-3219-2571 ㈹
　　　　http://www.dental-diamond.co.jp/
　　　　振替口座＝00160-3-10768
印刷所──共立印刷株式会社
Ⓒ Shuzaburo MIYAHARA, 2013
落丁、乱丁本はお取り替えいたします

● 本書の複製権・翻訳権・上映権・譲渡権・公衆送信権（送信可能化権を含む）は㈱デンタルダイヤモンド社が保有します。
● JCOPY 〈㈳出版者著作権管理機構 委託出版物〉
本書の無断複写は著作権法上での例外を除き禁じられています。複写される場合は、そのつど事前に㈳出版者著作権管理機構（電話 03-3513-6969、FAX 03-3513-6979、e-mail：info@jcopy.or.jp）の許諾を得てください。

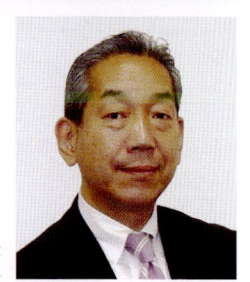